U0303911

广州中医药大学特色创新教材

中医基础理论高阶学习教程

主编　吴丽丽

科学出版社
北　京

内 容 简 介

本教材内容分为两大部分,上篇为中医基础理论精要,下篇为高阶训练。上篇包含【问题导学】、【知识概要】、【阐发与运用】、【知识巩固】、【古代文献选录】、【现代研究进展】、【推荐阅读书籍】七个板块。【知识巩固】、【古代文献选录】、【现代研究进展】部分的内容可通过扫描二维码获取。下篇主要包括约30个案例或材料,可根据案例或材料提出的问题进行思考和分析,案例和材料分析要点可通过扫描二维码阅览。

本教材可作为本科教学的提高版教材,适用于中医学专业本科五年制和本硕博八九年制学生使用。

图书在版编目(CIP)数据

中医基础理论高阶学习教程 / 吴丽丽主编. —北京:科学出版社,2021.9
ISBN 978-7-03-069191-0

Ⅰ. ①中… Ⅱ. ①吴… Ⅲ. ①中医医学基础–中医学院–教材 Ⅳ. ①R22

中国版本图书馆 CIP 数据核字(2021)第 115412 号

责任编辑:郭海燕 王立红 / 责任校对:申晓焕
责任印制:李 彤 / 封面设计:蓝正设计

科学出版社 出版
北京东黄城根北街 16 号
邮政编码:100717
http://www.sciencep.com

北京虎彩文化传播有限公司 印刷
科学出版社发行 各地新华书店经销
*

2021年9月第 一 版 开本:787×1092 1/16
2023年7月第三次印刷 印张:9
字数:230 000
定价:48.00 元
(如有印装质量问题,我社负责调换)

编委会

主　审　严　灿

主　编　吴丽丽

副主编　骆欢欢　王文竹　祝鹏辉　刘凌云

编　委（按姓氏笔画排序）

　　　　王文竹　王含章　刘凌云　李惠珍

　　　　吴丽丽　范志欣　祝鹏辉　骆欢欢

　　　　曾宁溪

前　言

中医基础理论是一门研究和阐释中医学的基本理念、基本思维方法及基本理论的知识体系，是中医学课程体系中的主干课程，更是进一步学习和研究中医学其他课程必备的专业基础课。与现代医学不同，中医理论的构建除了有古代文史哲等多学科知识的渗透外，更重要的是立足于临床，在实践中不断总结、提高和升华并逐渐形成的科学理论体系，能否有效地指导临床实践是中医基础理论价值的终极体现。

一流课程是一流本科教育的核心，教育部提出一流课程的标准是"两性一度"，即高阶性、创新性、挑战度。教材是课程标准的具体化，作为课程内容的重要载体，教材内容和表现方式决定着教学的质量、效率。就中医基础理论教学而言，目前仅使用全国统编教材，并不能很好地实现对学生知识、能力和素质的全方位培养。就本校实际情况而言，学生也迫切希望能有一本与统编教材配套使用的提高版教材。因此，本教学团队秉持以学生学习发展为中心的教学理念，以"两性一度"为指导思想，服务于一流课程建设，立足于学校教育教学实际情况和粤港澳大湾区区域特色，编写本教材，作为目前全国统编教材的提高版及与线上教学相配套的教材。

本教材内容分为两大部分，上篇为中医基础理论精要，下篇为高阶训练。

上篇包含【问题导学】、【知识概要】、【阐发与运用】、【知识巩固】、【古代文献选录】、【现代研究进展】、【推荐阅读书籍】七个板块。

【问题导学】　以章为单位，根据整章内容设立 2~4 个需要综合深入思考的问题，在教师引导下，以学生为主体进行学习交流和讨论，提升学习的难度，加深学习的深度，并启迪学生研习思路，培养学生中医思辨思维。

【知识概要】　以节为单位，对理论精要和重要知识点以文字、图、表等进行点拨、归纳和总结，使学生对理论的学习能提纲挈领。

【阐发与运用】　以节为单位，对一些理论或知识点进行深入阐发，明晰理论内涵及其临床指导意义，加深和巩固学生对理论知识的理解、掌握，同时启迪学生研习思路及加强对学生中医思维的培养。

【知识巩固】　以章为单位，通过练习，使学生巩固和加深理解所学的基本知识。练习答案可通过扫描二维码获取。

【古代文献选录】　以章为单位，选录古代文献中对有关理论和学说的重要论述，加深学生学习的深度。具体内容学生可通过扫描二维码获取。

【**现代研究进展**】　以章为单位，引入近 5~10 年有关中医基础理论的研究成果和进展，开阔学生的学术视野，培养学生的创新思维。具体内容学生可扫描二维码阅览。

【**推荐阅读书籍**】　推荐相关课外阅读书籍，丰富和拓展学生的中医药学及相关知识，为本课程的深入学习及今后其他课程的学习做好知识储备。

下篇主要包括约 30 个案例或材料，要求学生根据案例或材料提出的问题进行思考和分析，提升学习的高阶性和挑战度。通过训练，不断加强和巩固学生对基本理论、基本知识的理解、掌握，培养学生的高阶认知能力，从而完成知识的内化与联结，提高学生对知识的迁移和应用水平，以及应用理论知识分析临床实际问题的能力；同时加强对学生逻辑思维和中医思辨思维的训练，提升学生自主学习、独立思考解决问题的能力。案例和材料分析要点可扫描二维码阅览。

本教材在整个编写过程中得到主审严灿教授的精心指导与关心，严教授对本教材的编写思路、编写大纲、初稿、终稿都进行了严谨的审阅和修改；在编写过程中还得到许多相关专家和研究生的大力帮助，在此一并表示由衷的感谢。

由于编委会学术水平有限，难免存在不当之处，期盼同行专家及使用本教材的师生和其他读者批评指正。

吴丽丽

2021 年 5 月

目　录

上 篇

中医基础理论精要

问题导学

　　1. 如何认知古代哲学、历史和传统文化等对中医学理论体系形成的渗透与影响？如何理解中医学所构建的"自然（环境）-社会（心理）-生物个体"的医学模式？

　　2. 为什么说中医辨证论治是一种个性化诊疗思想的体现？

第一节　中医学和中医学理论体系的概念以及中医学的学科属性

知识概要

　　中医学是以中医药理论与实践经验为主体，研究人体的生理、病理、疾病诊断和防治，以及养生康复等的一门传统医学科学。

　　中医学理论体系是以中国古代哲学中的气一元论、阴阳五行学说为科学方法论，以整体观念为指导思想，以人体脏腑经络的生理、病理为核心，以辨证论治为诊疗特点的中国传统医学理论体系。

　　中医学具有明确的医学科学特性，属于自然科学的范畴；同时，由于受到中国传统文化与古代哲学思想的影响，中医学尤其重视人的社会属性以及由此引起的一系列有关健康和疾病的医学问题，因此中医学又具有人文社会科学的属性。

第二节　中医学理论体系的基本特点

知识概要

　　中医学理论体系有两个基本特点，一是整体观念，二是辨证论治。

　　中医学的整体观念包括三个方面的内容：①人体自身的整体性；②人与自然的统一性；③人与社会环境的统一性。中医将人与天地联系起来，从人体本身以及人与自然和社会的关系去考察生命的运动规律，从而形成了自身独特的生命观、健康观、疾病观和防治观。这一思想观念就是中医学所特有的"天、地、人三才一体"的整体医学观。整体观念是中国古代唯物论和辩证法思想在中医学中的体现，并且贯穿于中医学的生理、病理、诊法、辨证以及防治等各个方面。

　　机体整体统一性的形成是以五脏为中心，配以六腑，通过经络系统"内属于脏腑，外络于肢节"的联络作用（包括运行气血和传导信息）而实现的。也就是说，人体以五脏为中心，通过经络系统，把六腑、形体、官窍、情志活动等联结成一个有机的整体，并通过精、气、血、津液的作用，来完成人体统一协调的功能活动。这种五脏一体观，反映出人体各个组成部分和功能活动是相互关联的，而不是孤立的（图0-1）。

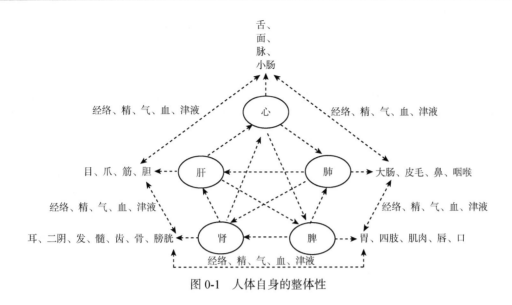

图 0-1　人体自身的整体性

人与自然的统一反映在人与自然相应，脏腑经脉气血津液的功能活动可以产生与四时更替同步的相应变动（图 0-2）。

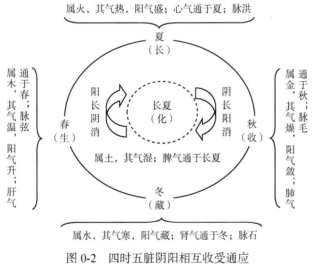

图 0-2　四时五脏阴阳相互收受通应

医学对社会的关注实际上是体现了对"人事"的重视。所谓"人事"，反映的就是人与社会的关系。人的社会属性是客观存在的，人能影响社会，社会同样也能影响人。社会因素可以直接或间接地影响自然因素而导致疾病的发生，也可以通过心理因素而致病。《黄帝内经》（以下简称《内经》）中强调医生在诊疗疾病的过程中应该重视社会环境对患者的影响，要"上合于天，下合于地，中合于人事"。

中医学的整体观念坚持"以人为本"，以人为中心，以自然环境和社会环境为背景，揭示生命、健康、疾病等重大医学问题，阐述人与自然、人与社会、精神与形体及形体内部的整体性联系。

辨证论治是中医临床上的专有术语。辨证就是将四诊（望、闻、问、切）所收集的资料、症状和体征，通过分析、综合，辨清疾病的原因、性质、部位，以及邪正之间的关系，从而概括、判断为某种性质证候的过程。论治又称施治，是根据辨证分析的结果，来确定相应的治疗原则和治疗方法。

"同病异治"和"异病同治"是辨病与辨证相结合在治疗中的具体运用。所谓"同病异治"，是指同一种疾病，由于发病的时间、地区及患者机体的反应性不同，或处于不同的发展阶段，所表现的证不同，因而治法也不同。所谓"异病同治"，则是指不同的疾病，在其发展过程中，由于出现了相同的病机，因而也就可以采用同一种方法来治疗。

"病"往往带有普遍性，而"证"则具有特殊性。"辨病"是对疾病整个发展过程的一种纵向的宏观认识，有利于抓住疾病的基本病理变化；而"辨证"则是对疾病发生发展过程中某一阶段的一种横断面式的微观认识，有助于掌握疾病在特定时期的内在病机和主要症结。中医辨证与西医辨病相结合，在辨病的基础上进一步辨证，既有全局观念和整体认识，又能形成阶段性、现实性和灵活性的认识，从而可以极大地提高诊疗效果。辨病与辨证相结合的诊断模式是现代中医学的显著特点之一。

 ## 阐发与运用

一、"证候"与"疾病"的概念内涵辨析

证是中医学中最基本、最常用的概念之一，中医历代文献中证的含义主要涉及以下几方面。

1. 证指疾病的现象或临床表现

如《素问·至真要大论》云："气有高下，病有远近，证有中外，治有轻重……"《难经·十六难》曰："是其病，有内外证。"《伤寒论》第182条："问曰：阳明病外证何如？答曰：身热，汗出，不恶寒，反恶热也。"符友丰考证，"病证"一词首见于《伤寒论》，凡五见，肯定仲景是首先使用"病证"一词的医家，用以指称疾病及其相关形证。"证候"联用，首见于晋·王叔和《伤寒例》，凡二见，指临床表现。

2. 证指某种具体的病

如"痹证"、"喘证"、"痿证"、"厥证"等。

从临床实际而言，证与候在概念上没有细分的必要。《中华大字典》释"证，候也"，《辞海》曰"症，证俗字，病征也"，"证候，谓病状也，亦作症候"。在古代文献中，证与候常合用，即证候，证即证候简称。证候的含义是指疾病的临床表现。张仲景《伤寒论》以"辨病脉证并治"为纲目，所论"脉证"即"证候"。徐灵胎《病证不同论》云："凡病之总者谓之病，而一病必有数'证'。如太阳伤风，是病也；其恶风、身热、自汗、头痛，是'证'也。如疟，病也；往来寒热、呕吐、畏风、口苦，是'证'也。"在众多的古代中医医著中，"病"与"证"、"候"也是互通互用的，宋·朱肱《南阳活人书》曰："治伤寒先须识经络，不识经络，触途冥行，不知邪气之所在，往往病在太阳，反攻少阴；证在厥阴，乃和少阳。""阳候多语，阴证无声；阳病则旦静，阴病则夜宁。阳虚则暮乱，阴虚则夜争。阴阳消息，证状各异。"

几乎所有教科书对证的定义都表述为："证是机体在疾病发展过程中的某一阶段的病理概括。由于它包括了病变的部位、原因、性质，以及邪正关系，反映出疾病过程中某一阶段的

病理变化的本质，因而它比症状更全面、更深刻、更正确地揭示了疾病的本质。"但是，在这段定义中还出现了诸如"疾病"、"症状"等概念，因此，在定义证（候）概念之前，有必要对与证（候）相关的概念如疾病、症状（包括体征）进行阐释。

一般而言，疾病是指有特定病因、发病形式、病理机制、病变部位、临床表现以及发展规律和转归的一种完整的过程。症状是指疾病过程中机体内的一系列机能、代谢和形态结构异常变化所引起的患者主观上的异常感觉，如疼痛、不适、畏寒等。体征是指医生在检查患者时所发现的异常变化。体征与"症状"有别，"症状"是患者自己向医生陈述（或是别人代述）的异常感觉，而"体征"是医生给患者检查时发现的具有诊断意义的证候。广义的症状包括体征。

与中医不同的是，西医对每个疾病的定义非常严谨，使其能表达一个独立完整、内涵确切的概念，而且对概念的外延给出恰当的限定。而中医对疾病的定义往往缺乏完整性，或以病因为病名，或以证候为病名，或以症状为病名，或以部位为病名等，如咳嗽、头痛、眩晕、胃痛、泄泻等，内涵不够确切，外延缺乏限定，因而有时不能全面、准确地反映疾病的本质、严重程度和预后，这可能与中医理论建构的方法有关。中医学中"疾病"的内涵不同于西医"疾病"的内涵，所以中医对疾病的诊断亦不同于西医。现代中西医临床对疾病的命名一般已通用西医的定义，由此，对疾病的诊断也采用西医建立的诊断标准；而依据传统中医理论对疾病的诊断实际上已经从临床中淡化出来，或者只是使用一种基于对应西医病名的中医相关名词术语而已。中医临床诊断的对象则重点落实在证（候）。

目前中医学术界对证候的定义仍然存在着分歧和争论，我们认为以下两种对证（候）概念内涵的阐述比较符合中医学术理论的本身，也符合中医临床实际。

（1）证是经验和理念相结合的产物，是古人在无数实践经验的基础上，基于外现的相关生命现象，从整体上把握人体内外各部的联系，对收集的各种生理病理现象进行逻辑推理而产生的一种整体功能关系失调的病理模型。证所把握的主要不在于机体器官实体的变化，而在于人身整体功能的关系失调。这种证模型既不同于解剖生理原型，也不同于现代西方的物质模型，而是在中国古代特定的社会人文背景影响下形成的人体整体功能失调的关系模型，它虽不是从人体原型探索疾病过程及其机制、规律，但却可以从整体的、动态的功能失调的角度，揭示人体病理变化的规律。它既有生物学基础，也带有丰富的社会人文内涵（李翠娟，烟建华，巩振东. 对证的概念内涵研究现状的思考. 中医药学刊，2005，23（5）：848-849.）。

（2）证候是中医学的专用术语，即通过望、闻、问、切四诊所获知的疾病过程中表现在整体层次上的机体反应状态及其运动变化，简称证或者候。证候的概念内涵有五：①系四诊获知的包括患者主观讲述与医师客观诊察两方面的临床表现，与西医学的体征以及仪器、实验室检查的客观标准有本质区别，无可比性，也无法相互取代。②证候在时间和空间两方面反映了疾病过程，包括疾病表现上的连续性、因果性、相互依存性关系。③"整体层次"包括人身整体与"天人相应"两方面。④"机体反应状态"是疾病在生物、心理、社会（自然）因素作用下的总结果，是自然流露的疾病外在表现的总和。⑤证候的不断变化，源于病理机制的不断变化（韦黎. 病、证、症、候的沿革和证候定义的研究. 中国医药学报，1996，11（2）：4-9.）。

对上述"整体层次"之"人身整体"的具体阐释是指包含了个体体质特征，以及脏腑经络、精神情志、气血阴阳等的功能失衡及其相互间关系的紊乱等。此外，应当明确，由于时间、空间和病理机制是不断变化的，因此，证具有时相性和动态性。以上两种阐述具有相通之处，第二种阐述实际上是将证（候）置于疾病的框架内，而使证（候）从属于疾病。

疾病、证（候）、症状、体征是四个独立不同的概念，各有各的内涵。它们之间相互联系，密不可分。症状和体征是疾病和证（候）的外在表现或组成部分，是认识疾病和证（候）的向导，并能为最终诊断提供重要的线索，但不是诊断的根本依据，也不能决定疾病和证（候）的性质。只有一些特异性的症状（群）和体征才可以直接反映疾病或证（候）的本质。此外，现代临床对疾病的诊断不仅限于对症状和体征的辨识，还借助于生化、超声及影像学等的检查，因此，即使临床上没有症状和体征的信息，也同样可以建立起对疾病的诊断。

疾病和证（候）是两个平行的概念，疾病和证（候）各自具有不同的诊断标准。证（候）可以独立存在，不只限于疾病的范畴，换而言之，有证候未必有疾病。在疾病发生发展的过程中，可以出现证（候），但证（候）也只能在一定程度上或部分地反映疾病的本质。那么，疾病过程中会不会不出现证（候）？或者说临床上中医无证可辨？基于以上对证（候）概念及内涵的阐释，无证可辨几乎是不存在的，无"症"可辨不代表无"证"可辨。凡是关于个体的信息，不论是内在或外源的，遗传或非遗传的，生理或病理的，还是个体的体质、性别、年龄、居住环境（气候、地理等）、饮食习惯等，都属于中医"证"的范畴，是中医辨证的依据。事实上，没有"证"的疾病是不存在的，获取资料的技术方法手段的缺乏或不精确，以及中医诊断思维的缺陷才会导致所谓的"无证可辨"。

总体而言，证（候）是病理学中的概念，属于现象范畴。依据中医理论，在临床上证（候）所提供的信息是极其丰富的，包括症状、体征（舌象、脉象等）、禀赋（遗传背景）、体质、精神状态、机体抗邪能力、病因、病位（如表里、脏腑、经络、形体官窍等）、病机（如寒热虚实等）、病性（如外感、内伤等，病性的内涵还包括了病机、邪正关系及其斗争发展趋势）等。但最为核心的信息是病因、病位和病机，因为这三者是临床治疗的主要靶向。

二、"辨证"释义

辨证论治也是中医临床上的专有术语，"辨证"一词，首见于张仲景《伤寒杂病论·序》："撰用《素问》、《九卷》、《八十一难》、《阴阳大论》、《胎胪药录》并《平脉》、《辨证》，为《伤寒杂病论》合十六卷。"但《伤寒杂病论》全书并未出现"辨证论治"一词，经过后人撰次后，各篇篇目如"辨太阳病脉证并治"、"中风历节病脉证并治"等，其实已经具有了辨证论治的最初含义。"论治"一词，首见于宋·严用和的《济生方·自序》："论治凡八十，制方凡四百，总为十卷，号济生方。"但该书已亡佚。首次以一个完整词组方式提出"辨证论治"的是清代医家章虚谷，章氏在《医门棒喝·论景岳书》中云："……可知景岳先生，不明六气变化之理，辨证论治岂能善哉！"但该书还有辨证论方、审病用药、随证而治、详辨施治、辨别论治、论证立法等提法，而辨证论治也只出现一次。"辨证论治"作为一个固定术语，是由任应秋、方药中、秦伯未等在20世纪50年代正式提出，在1974年出版的中医高等院校第四版统一教材《中医学基础》中，首次将"辨证论治"作为中医学的特点之一写入教科书。

病的概念先于证而出现，据河南殷商遗址出土的甲骨文记载，我国早在3000年前的殷商时期，已有关于疾病的记载。从中医学术发展史看，辨病早于辨证，辨病论治的临床应用可以追溯到《内经》，《内经》记述的病名达300余个，其中专论临床各种疾病，并把各种疾病分门别类冠于不同篇名的就有"寒热病"、"癫狂"、"热病"、"水胀"、"痈疽"等，对所论疾病产生的原因、病理机制、病变部位、临床表现、鉴别诊断、治疗及预后等均进行了较为详细的论述。《内经》仅记载了13方，但它们都是针对各种疾病的，如鸡矢醴治疗臌胀、生铁落饮治疗狂证等。从治疗学上而言，《内经》以辨病论治为主，具有辨证论治的雏形。

东汉张仲景继承和发展了《内经》确立的辨病论治原则和蕴含的辨证论治思想，奠定了在辨病论治体系下辨证论治的基础。张仲景《伤寒杂病论》全书皆以辨某某病脉证（并）治为篇名。《伤寒论》阐述外感病，提及约 40 个病名；《金匮要略》论治杂病，提出约 160 个病种。《伤寒论》以六经病分类，先列总纲，再按具体病名分类，最后详尽地分析脉证，包括传变、合病、并病、变证等的演变及预后，并提出具体的治法方药，很显然是在辨病基础上进行辨证论治。在《金匮要略》中，往往一篇之中并列数病脉证并治为篇名，如"肺痿肺痈咳嗽上气病脉证并治"、"疮痈肠痈浸淫病脉证并治"等。书中所列病名，如疟病、霍乱、中风、历节、肺痈、肠痈、狐疝、蛔虫病、消渴、胸痹、青盲等，无论从古代还是现代的观点看都属于"疾病"名称。这部分内容无疑是在辨病的基础上再辨证论治。《金匮要略》全书共载262 方，在 157 病中有 111 种都有方药或针刺等治疗，仅 46 病未列治法方药。书中多数是一病用一方，可见是以辨病治疗为主。

晋隋唐时期，中医对疾病认识更为具体，如晋·葛洪《肘后备急方》中所述的天行发斑疮，是世界上对天花病的最早记载；南齐·龚庆宣《刘涓子鬼遗方》对痈、疽、疮、疖等外科病有明确的诊断；隋·巢元方《诸病源候论》以病为纲，从源分候，全书共 67 门，列临床各科疾病。此时期，中医对疾病的记述已达 1000 多种，对疾病的命名也更加合理科学化，如消渴、脚气、蛲虫、寸白虫（绦虫）、食噎（食管肿瘤）、肺癌、沙虱（羌虫病）、疥疮、痤疮、风疹、丹毒、月经不调、恶阻、妊娠数堕胎（习惯性流产）、难产等。对疾病注重病因治疗，如采用谷皮治疗脚气病（维生素 B_1 缺乏症）、动物肝脏治夜盲、槟榔杀绦虫、常山治疟疾、水银（汞制剂）治皮肤病等，并采用手术治疗外科疾病，如兔唇修补术、外伤缝合术、接骨术、肠吻合术、肠系膜截除术、金针拨内障术、拔牙术、龋齿修补术等。此外，中医对疾病有了明确的临床分科，如设立了内、外、妇、儿、皮肤、眼、耳鼻喉、口腔、精神病等科。

中医历代医家都力求先"辨病"，并主张针对"病"的各个阶段进行"辨证论治"。自宋代以降，到金元明清时期，虽然辨病仍受重视，如宋·陈无择《三因极一病证方论·五科凡例》云："因病以辨证，随证以施治。"宋·朱肱《类证活人书》云："因名识病，因病识证，如暗得明，胸中晓然，而处病不瘥矣。"清·徐灵胎《兰台轨范》云："欲治病者，必先识病之名，能识病名，而后求其病之所由生，知其所由生，又当辨其生之因各不同，而病状所由异，然后考其治之之法。"还出现了像金·刘完素《三消论》、明·龚居中《红炉点雪》（痨瘵即结核病治疗专书）、清·熊笏《中风论》、清·王士雄《霍乱论》等一大批专病著作，但由于社会文化思想的影响及医学模式的转变（从共性医学走向个体医学），中医临床更加重视辨证论治，而逐渐忽视辨病论治，辨证论治的临床核心地位由此得到确立。

随着临床实践的不断深入，现代中医学界对辨病与辨证相结合的论治模式进行了重新审视和探讨，而"西医辨病与中医辨证相结合"已成为临床主导思想。赵锡武指出："有疾病而后有症状、病者为本，为体；证者为标，为象。病不变而证常变，病有定而证无定，故辨证不能离开病之本质。"金寿山强调辨证论治的枢机是病为纲，证为目。他在《金匮诠释·自序》中指出："能辨证而不识病，可谓只见树木不见森林，在诊断上缺乏全局观点，在治疗上会毫无原则地随证变法；当然只识病而不辨证，也就是只见森林不见树木……诊断上虚实不分，治疗上实实虚虚，损不足而益有余。"岳美中也指出："病者本也，体也；证者标也，象也；有病始有证，辨证方能识病，识病然后可以施治。"他曾就那种认为只要运用四诊八纲，确定证候，便可"有是证，用是方"，不必问其究竟是何病的观点，指出尚应重视辨病，以了解各种疾病的基本矛盾和特殊性问题。因为作为每一种疾病的基本矛盾是决定疾病的发生、发展和预后的。至于证候之寒热表里虚实等，虽然也从不同角度反映出疾病的本质，但一般皆是从属于基本矛盾的。

因此，如前所述，证（候）和疾病是两个相对独立的不同的概念，在临床实际操作中，辨病与辨证是不分先后的。通过一系列的诊查手段和比较鉴别，既可以形成疾病连同证（候）的诊断，也可以形成单纯的证（候）诊断。就目前临床的一般认识而言，辨病显然是指辨西医所谓的病。但应该强调的是，尽管中医对病的定义不严格，病名也需要规范，但由于中医学本身就存在着辨病的理论基础，并对疾病有其独特的认识，中医学"病"的内涵与西医学"病"的内涵不同，因此，辨病与辨证相结合中的"辨病"应包括中医的辨病，不能只是西医的辨病。比如，在临床上如果认定中医所谓的"胸痹"就是西医的"冠心病"，其机理是冠状动脉粥样硬化、瘀血阻滞，那么治疗就会单一，皆采用活血化瘀之法，这必然影响此种疾病的整体疗效。因为中医所论的"胸痹"的病机还包括痰浊内阻、胸阳不振等。辨病与辨证的不同在于，前者求共性，而后者则是求个性，临床实践证明"辨病"与"辨证"二者缺一不可。

三、中医临床辨证模式（方法）

辨证就是对证（候）进行辨识或形成诊断。传统中医辨证过程中所采用的具体手段主要是四诊，即望、闻、问、切。辨证需要广泛地收集对辨识具有重要意义的各种信息，基于对中医证（候）概念内涵的理解，辨证所需的基本信息主要包括两类：一类是症状体征信息；一类是非症状体征信息，包括年龄、性别、精神状态、一般情况（身高、体重等）、饮食嗜好、居处和工作的地域环境、时令气候、职业、就诊和发病时间、发病诱因、既往病史、家族史等。《素问·徵四失论》曰："诊病不问其始，忧患饮食之失节，起居之过度，或伤于毒，不先言此，卒持寸口，何病能中，妄言作名，为粗所穷。"

中医临床辨证的模式和方法主要有八种，即八纲辨证、六经辨证、脏腑辨证、卫气营血辨证、三焦辨证、病因辨证、气血津液辨证和经络辨证。

八纲辨证的理论基础在《内经》已得到确立，明·方隅《医林绳墨·伤寒》中提出："虽后世千方万论，终难违越矩蠖，然究其大要，无出乎表、里、虚、实、阴、阳、寒、热八者而已。"明·张三锡《医学六要·序》云："仅得古人治病大法有八：曰阴、曰阳、曰表、曰里、曰寒、曰热、曰虚、曰实。而气血痰火，尽该于中。"《景岳全书·传忠录》云"凡诊病施治，必须先审阴阳，乃为医道之纲领"，又"六变者，表里寒热虚实也。"清·程钟龄在《医学心悟》中将阴阳与其他六纲合并成"寒热虚实表里阴阳辨"，又云："病有总要，寒、热、虚、实、表、里、阴、阳八字而已。病情既不外此，则辨证之法亦不出此。"正式提出"八纲"这一辨证方法名称的是民国时期著名医家祝味菊，他在《伤寒质难》中云："夫病变万端，大致不出八纲范围，明八纲，则施治有所遵循，此亦执简御繁之道也。""所谓八纲者，阴阳表里寒热虚实是也。"八纲是各种辨证的总纲，在诊断过程中，具有执简驭繁，提纲挈领的作用，适用于临床各科的辨证。

六经辨证初始于《内经》，完善于《伤寒论》。六经辨证是张仲景以六经所系的脏腑经络、气血津液的生理功能与病理变化为基础，结合人体抗病力的强弱、病因的属性、病势的进退和缓急等因素，对外感疾病发生、发展过程中的各种症状进行分析、综合、归纳，借以判断病变的部位、证候的性质与特点、邪正消长的趋向，并以此为前提决定立法处方等问题的一种辨证方法（李金田.《伤寒论》奠定了中医学辨证论治的基础. 甘肃中医学院学报，2009，26（2）：5-7.）。六经辨证中，无不贯穿着阴、阳、表、里、寒、热、虚、实的八纲辨证思想。六经辨证奠定了中医辨证论治的基础，六经辨证不仅用于外感疾病，也可用于内伤疾病及杂病。

脏腑辨证是以藏象学说为指导，根据脏腑的生理功能、病理表现，结合病因、八纲、气血津液等理论，将四诊所收集的资料，进行分析归纳，借以推究病因病机，判断病位、病性、邪正盛衰状况的一种辨证方法。

卫气营血辨证是由清代医家叶天士创立的一种论治外感温热病的辨证方法。即将外感温热病发展过程中所反映的不同病理阶段，分为卫分证、气分证、营分证、血分证四类，用以说明病位的浅深、病情的轻重和传变的规律，并指导临床治疗。仲景创立的六经辨证及后世医家对温热邪气致病的认识，为卫气营血辨证的形成奠定了理论基础，卫气营血辨证是六经辨证的发展。

三焦辨证是由清代医家吴鞠通创立，是依据《内经》关于三焦所属部位的概念，将外感温热病，尤其是湿温病的病理变化归纳为上、中、下三焦证候，用以阐明其病变先后、病位深浅、邪正盛衰及传变规律的一种辨证方法。三焦辨证是在六经辨证和卫气营血辨证的基础上，结合温病的传变规律特点而总结出来的。三焦辨证与卫气营血辨证同为温病辨证方法，卫气营血辨证反映由表入里的发展过程，而三焦辨证则体现了温病从上而下的传变规律，二者既有联系，又有区别。

病因辨证是以中医病因、病机理论为指导，分析推求致病原因及机体反应性的辨证方法。

气血津液辨证是运用中医学中有关气血津液的理论，分析气、血、津液的病变，辨认其所反映的不同证候。气血津液辨证是八纲辨证在气血津液不同层面的深化和具体化，也是对病因辨证不可或缺的补充。

经络辨证是以经络学说为理论依据，对患者的若干症状体征进行分析综合，以判断病属何经、何脏、何腑，从而进一步确定发病原因、病变性质、病理机转的一种辨证方法。

以上八种辨证模式或方法，虽然有着内在的联系，但从临床实际出发，它们在适用范围和操作层次上还是存在着一些区别（图 0-3）。

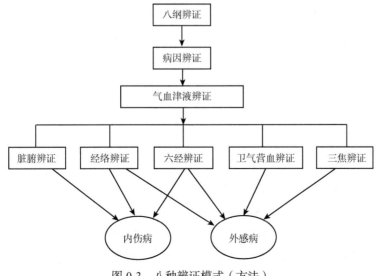

图 0-3　八种辨证模式（方法）

方药中教授在继承、汲取前人各种辨证论治方法和优点的基础上，在《辨证论治研究七讲》中提出了辨证论治规范化、程序化的新模式——"辨证论治七步"（方药中. 辨证论治研究七讲. 北京：人民卫生出版社，1979.），即：①脏腑经络定位；②阴、阳、气、血、表、里、虚、实、风、火、湿、燥、寒、毒定性；③定位与定性合参；④必先五胜；⑤各司其属；⑥治病求本；⑦发于机先。"七步"融外感、内伤辨证于一系，汇理、法、方、药于一体，有条理、有步骤地进行证候的诊疗，值得学习和借鉴。

第一步：脏腑经络定位。一是根据患者临床表现部位上的特点进行定位，这主要是根据脏腑的归属及经络循行部位来进行；二是根据脏腑功能上的特点进行定位；三是根据体征上的特点定位；四是从各脏腑与季节气候方面的关系和影响来进行定位；五是从各脏腑与病因方面的关系和影响来进行定位；六是根据患者的体型、体质、性别、年龄的关系和影响来进行定位；七是从发病时间和临床治疗经过上的特点来进行定位。

第二步：阴、阳、气、血、表、里、虚、实、风、火、湿、燥、寒、毒定性。主要依据患者的临床证候特点或发病的特点来定性。

第三步：定位与定性合参。

第四步：必先五胜。即在分析各种发病机制时，要在错综复杂、变化万端的各种临床表现中根据病情发展变化过程，确定哪一个脏腑及哪一种生理病理变化在其中起主导作用。首先是分析其病变是否是单纯的本经或本气疾病，如系单纯的本经或本气疾病，则重点放在本经或本气上。其次，由于五脏相关、相互影响，因此对同一临床表现要分析是不是由其他脏腑病变影响所致。此时，重点应放在原发脏腑上，而不在本经或本气。

第五步：各司其属，即指在治疗方法上的相应归类而言。

第六步：治病求本。

第七步：发于机先，即根据《素问·玉机真脏论》所述"五脏受气于其所生，传之于其所胜；气舍于其所生，死于其所不胜"，治未病。

举例（方药中，许家松. 名家中医温病汇讲. 北京：人民卫生出版社，2009.）：

王某，男，67岁，1979年3月15日初诊。患者于1979年2月，因咳嗽、咯血痰、右胸胁疼痛，在某医院拍摄胸部X线，示右下肺3cm×3cm团块，诊为肺癌。就诊时，患者诉咳嗽，痰黄带血，右胸疼痛，精神、睡眠、饮食均差，大便秘结，七八日一行。检查患者形体消瘦，舌青紫龟裂苔白黏，脉弦细滑数。

按"辨证论治七步"分析："咳嗽虽多，无非肺病"，咳嗽应"定位"在肺。胁痛应定位在肝，咯血亦属肝不藏血。患者既系高年，又系重症，"穷必及肾"，从年龄及发病情况，均应考虑肾的问题。第一步应"定位"在肝、肺、肾。患者形体消瘦，大便秘结，舌青紫龟裂苔白黏、痰黄，为阴虚至极，一派燥热之象。第二步应"定性"为阴虚燥热挟痰。第三步"定性定位合参"为病在肺、肝、肾，证属阴虚燥热挟痰。第四步"必先五胜"，患者原发病在肺之阴虚，肺阴虚则不能制肝，阴虚则火旺，故虽表现为肝旺不能藏血，但其本在肺阴虚不能制肝，肾阴虚不能涵木。第五步"各司其属"，第六步"治病求本"，应以滋养肺肾之阴，佐以清痰、止血为治。给予麦门冬汤、增液汤加味……。

12月份患者家属来告：复查X线片，右下团块完全消失。方老诊为病在肝、肺、肾，证属阴虚燥热挟痰，先后以麦门冬汤、竹叶石膏汤、清燥救肺汤、百合固金汤等加减调理，但总以滋养肺肾之阴，辅以清热清痰为法，终使疑难大症得以稳定好转。

知识巩固

一、单项选择题（下列五个备选答案中只有一个是最佳或最恰当的答案）

1. 我国现存医学文献中最早的一部典籍是（   ）
A.《伤寒杂病论》　　　　　B.《黄帝内经》　　　　　C.《难经》
D.《神农本草经》　　　　　E.《温疫论》

2. 下列哪部著作提出以解剖方法直接观察人体（   ）
A.《伤寒论》　　　　　　　B.《金匮要略》　　　　　C.《黄帝内经》
D.《神农本草经》　　　　　E.《难经》

3. 我国第一部药物学专著是（   ）
A.《本草纲目》　　　　　　B.《新修本草》　　　　　C.《黄帝内经》
D.《备急千金要方》　　　　E.《神农本草经》

4. 我国第一部病因病机证候学专著是（   ）
A.《伤寒论》　　　　　　　B.《难经》　　　　　　　C.《诸病源候论》
D.《三因极一病证方论》　　E.《温病条辨》

5. 下列著名医家中被称为"寒凉派"的代表是（   ）
A. 叶天士　　　　　　　　B. 张从正　　　　　　　C. 刘完素
D. 朱丹溪　　　　　　　　E. 李杲

6. 倡"阳常有余，阴常不足"理论的医家是（   ）
A. 刘完素　　　　　　　　B. 张子和　　　　　　　C. 李东垣
D. 朱丹溪　　　　　　　　E. 张介宾

7. 创立"卫气营血辨证"的温病大家是（   ）
A. 吴鞠通　　　　　　　　B. 吴有性　　　　　　　C. 王孟英
D. 叶天士　　　　　　　　E. 薛生白

8. 中医诊治疾病，在辨病辨证和对症治疗中，主要着眼于（   ）
A. 病　　　　　　　　　　B. 症　　　　　　　　　C. 体征
D. 证　　　　　　　　　　E. 病因

9. 下列说法中，哪一项不属于整体观念的内容（   ）
A. 五脏一体观　　　　　　B. 形神一体观　　　　　C. 恒动观念
D. 天人一体观　　　　　　E. 人与社会环境的统一性

10. 中医学认为构成人体有机整体的中心是（   ）
A. 命门　　　　　　　　　B. 脑　　　　　　　　　C. 五脏
D. 六腑　　　　　　　　　E. 经络

二、多项选择题（下列五个备选答案中有两个或两个以上的正确答案）

1. 下列关于症的说法中，正确的有（   ）
A. 是症状和体征的总称
B. 是疾病过程中表现出的个别、孤立的现象
C. 是患者异常的主观感觉或行为表现
D. 是疾病过程中某一阶段或某一类型的病理概括

E. 是医生检查患者时发现的异常征象

2. 中医学独特理论体系的特征是（　　）

A. 治未病　　　　　　　　　　　　　　B. 以整体观念为主导思想

C. 以辨证论治为诊疗特点　　　　　　　D. 以精气阴阳学说为哲学基础

E. 以精气血津液及脏腑经络的生理病理为基础

3. 人和自然界的统一性包括（　　）

A. 社会制度对人体的影响　　　　　　　B. 季节气候对人体的影响

C. 地方区域对人体的影响　　　　　　　D. 昼夜晨昏对人体的影响

E. 社会的治和乱对人体的影响

4. 人体是一个有机整体体现在（　　）

A. 形神一体观　　　　B. 五脏一体观　　　　C. 病理上相互影响、传变

D. "病在上者下取之"　　　E. "从阴引阳，从阳引阴"

5. 中医的"证"包括（　　）

A. 病变的过程　　　　B. 病变的原因　　　　C. 病变的部位

D. 病变的性质　　　　E. 邪正的关系

答案（内容请扫二维码）

第一章　气一元论

问题导学

1. 如何理解气不仅是一个诸多不同层次概念的集合体，更是一个涵盖了从天地到人生，从自然到社会，从实体到精神的哲学范畴？

2. 基于气一元论，如何理解中医"天、地、人三才一体"的整体医学观？

3. 为什么说气一元论是中医理论的最高心法？

第一节　气一元论的基本内容

知识概要

气一元论的基本内容包括三个方面：①气是构成万物的本原；②气的运动和产生的变化是推动宇宙万物发生发展的动力；③气是天地万物相互联系的中介。

中国古人对生命起源的思索和探讨立足于哲学思辨，在确立了"气"是宇宙本原的同时，也就回答了"人从何处来"的问题。"人以天地之气生"，"天地合气，命之曰人"（《素问·宝命全形论》）。人是天地二气相互感应交合的产物。由此，人的脏腑、经络、形体官窍、精、血、津液、髓等都是由气所构成的。《管子·枢言》曰："有气则生，无气则死，生者以其气。"

运动是物质的存在形式及固有属性，气是构成天地万物的本原物质，所以运动也是气的存在形式和固有属性。气本身自然而然地就分出了阴阳，成就了天地。天气为阳，地气为阴。气之所以是运动不息的，这主要取决于气自身内在的矛盾，也就是阴阳的对立制约，这是不以人的意志为转移的。气的运动和产生的变化是推动宇宙万物发生发展的动力。自然界一切事物的纷繁复杂的变化，都是气运动的结果。

气的运动，称为"气机"。气的运动形式是多种多样的，但主要表现为升、降、出、入、聚、散六种形式。这其实是三对既矛盾又统一的形式。气的运动是否正常，取决于升与降、出与入、聚与散之间的协调平衡。《素问·六微旨大论》曰："是以升降出入，无器不有……出入废则神机化灭，升降息则气立孤危。故非出入，则无以生长壮老已；非升降，则无以生长化收藏。"人的生命活动就是气的升降出入运动，气是生命活动的源动力。

气的运动如何化生了万物呢？古代哲学家实际上是构筑了这样一种宇宙生成模式"气-阴阳-五行-万物"。《素问·天元纪大论》曰："神在天为风，在地为木；在天为热，在地为火；在天为湿，在地为土；在天为燥，在地为金；在天为寒，在地为水。故在天为气，在地成形，形气相感而化生万物矣。"这里所谓的"神"指的是阴阳，因为阴阳的变化神奇而莫测，所以谓其"神"。气的自身运动变化，化生了阴阳二气，成就了天地。天气为阳，地气为阴。阴阳二气又通过天气下降、地气上升或者说是阴升阳降，实现了交合感应，产生了在天的风、热、湿、燥、寒五气和在地的木、火、土、金、水五行，进而化生了万物（图 1-1）。当然，阴阳二气交感，氤氲交错而化生万物，必须在"和"的状态下进行。所谓"和"是指阴阳之间要达到一种和谐共济、平衡稳定的状态。总结归纳为一句话：气自身的运动变化，化生阴阳五行之气，阴阳二气的升降交感，五行之气的掺杂，生成了宇宙万物和人类（图 1-2）。

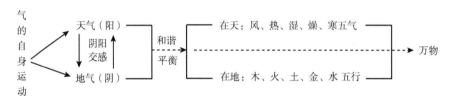

图 1-1　气化生万物

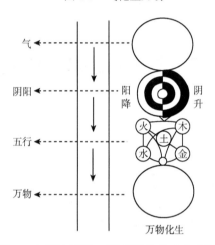

图 1-2　"气-阴阳-五行-万物"宇宙生成模式

　　气化，是指气的运动所产生的各种变化。宇宙万物在形态、性能及表现形式上所出现的各种变化，都是气化的结果。气化是一种自然过程，一般有两种类型：一是化。"气有阴阳，推行有渐为化"，这属于量变。二是变。"化而裁之谓之变，以著显微也"，此属于质变。气化的表现形式有气化形、形化气、形化形、气化气。人体内物质与能量的产生、转化和代谢过程，就是气化。气化是生命的基本特征。《素问·阴阳应象大论》曰："味归形，形归气；气归精，精归化；精食气，形食味；化生精，气生形。"从饮食五味的摄入到产生精微物质，是一个由外而内的过程；从精微物质化生气，气又生成形体，则是一个由内而外的过程。由外而内和由内而外形成一个圆圈，周而复始，这就是生命过程中物质与能量生成转化的基本规律。因此，一切生命活动都称作气化。

　　由于气是宇宙万物的共同本原，而且是不断运动着的，所以气是天地万物相互联系的中介。宇宙万物之间的相互联系和相互作用，是以气为中介，通过相互感应而实现的。感应的形式主要有两种：一是同气相感，二是异气相感。同气相感是指性质相同的事物间的相互感应，又称"同气相求"。一天内人体阳气和阴气也会随着自然界温热、寒凉的变化而呈现出规律性的盛衰变化，这就是同气相求。同气相求也是中医学中非常重要的一种思维方法，对构建中医五行-五脏体系、阐释病证的病因病理以及临床诊断和治疗用药都具有深刻的影响。

第二节　气一元论在中医学中的运用

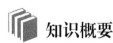 **知识概要**

气一元论在中医学中的运用主要包括四个方面，一是确立三才一体的整体医学观；二是说明人体的生理功能；三是说明人体的病理变化；四是指导疾病的诊断与防治。

气是宇宙万物构成的共同本原，是万物之间相互感应的中介物质，中医学继承了这一思想，同样认为气是构成人体和维持人体生命活动的最基本物质，又以气为中介，将人与天地联系起来，从人体本身以及人与自然和社会的关系去考察生命的运动规律，从而形成了自身的健康观、疾病观和防治观。这一思想观念就是中医学所特有的"天、地、人三才一体"的整体医学观。

在气一元论的基础上，中医学广泛地运用气学理论来阐释人体的生理现象和功能。总体而言，气是生命的本始物质，人体内物质与能量的产生、转化和代谢过程，中医称作"气化"。气化是指气的运动所产生的变化，具体而言，是指气的运动具有促进精、气、血、津液各自的新陈代谢及其相互转化的功能。生命的基本特征就是气化。诸如心的搏动，肺的呼吸，气血的运行，食物如何转化成为人体所需的营养物质，最后又如何代谢为尿和粪便等而被排出体外等等，都是气化的体现。

气是不断运动着的，气的运动称作"气机"，主要有升、降、出、入四种形式。人体之气和天地之气具有相同的运动规律：在下之气上升，在上之气下降，也就是阴升阳降。人体内气的运动正常，升降协调有序，称之为"气机调畅"，这是生命活动正常稳定的标志。

气是维持生命活动的物质基础，关乎人的生死。中医学常以气的充沛与否、运动是否正常协调来阐释诸多病证的形成原因和病理过程，如气虚、气机失调等。气的升降出入运动失常，称为"气机失调"，包括气滞、气逆、气陷、气闭、气脱等表现形式。一切疾病的发生发展都与气的生成和运行失常有关。

中医临床诊断特别强调通过望、闻、问、切来判定气的功能、运行状态及其病变所在部位。《景岳全书·杂证谟》中指出："盖气有不调之处，即病本所在之处也。"中医临床将"调气"作为一种基本的治疗方法，《素问·至真要大论》曰："调其气，使其平也。"此外，中医学的养生理论也非常强调人要顺应自然规律以保养生命。人以气为本，所以养生之道重在调气。所谓调气就是保养元气和调畅气机。

关于"精、气、神"，中医将精、气、神视为人身的"三宝"，积气以成精，积精以全神。精、气、神是不能分开谈的。在中医理论中，精主要是指人体的精华物质，而气是精的功能体现，精又是神产生的物质基础。中医学中"神"的概念有广义和狭义两个方面。广义的神是指人体一切生命活动的外在表现；狭义的神是指人的精神、意识、思维、情感等高级神经精神活动，包括魂、魄、意、志。广义的神，其内涵可以等同于气；而狭义的神则可以理解为是精和气的一种具体体现。当然，狭义的神，或者说我们的精神、意识、思维、情感等会对精和气产生正反两方面的作用，所以中医始终强调"形与神俱"、"形神一体"。

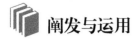 **阐发与运用**

哲学与中医学中的气

气的概念向来是历代医家讨论和研究的焦点之一。气的概念在不同的领域、不同层次上使用着，非常广泛。其中包括解释自然现象、描述中医生理病理、概括中药药性及气功学等各个方面，气的概念涉及哲学和医学两大领域。

气的原始概念是对自然现象的描述。气的概念源于先民的一种象形的直观思维，是从直接观察到的云气、风气、水气及呼吸之气等变换不定，或升或降，或聚或散的现象抽象出来的。云气是"气"最原始的含义，如《说文解字》云："气，云气也。"另外，气与氣的含义不同。《说文解字》又云："氣，馈客？米也。从米，气声。"指出氣的原意为谷物（作礼品用）或饮食物。《素问·经脉别论》所说的"食氣入胃"及《灵枢·决气》所说的："中焦受氣取汁"中的"氣"，皆作饮食物解。可见，气是指无形而运动的云气，而氣是指有形实物而言。逐渐地，气的概念内涵上升到一个哲学高度。云气的概念出现后，古人观察到风、雨、闪电皆由云气聚合而生。云气的流动，风雨的布施，既可滋生万物，又可毁坏万物。因而逐渐萌生出一个理性概念，即自然界的万物都是由云气之类的无形无状而运动不息之物所造就与毁灭的。从而在云气概念的基础上抽象出了气的一般概念，即气是宇宙万物的共同构成本原。由此产生了我国古代朴素唯物主义精气学说。气的学说最早见于《管子》，其云："凡物之精，此则为生，下生五谷，上为列星，流于天地之间……是故此气也。"荀况认为："水火有气而无生，草木有生而无知，禽兽有知而无义，人有气有生有知亦且有义，故最为天下贵也。"由此可以看出，荀况认为气是构成世界的总根源，人体也是由气所构成的。春秋时代的唯物主义哲学家认为"气"是构成世界的最基本的物质，宇宙间一切事物都是由气的运动变化而产生的。

中医学中气的概念形成是中医学理论在吸收了诸多古代哲学的概念基础上形成和发展起来的。中医气学理论直接来源于古代哲学，并结合医学的实际，使中医学中气的概念具有了自身特殊的含义，在概念上实现了从哲学之气向医学之气的转化。

人体自身的呼吸、心跳、消化、排泄、运动、生殖等现象，都是古人在日常生活与生产实践中最易观察或体悟到的生理现象。如人在呼吸时，可感受到气的存在；人在剧烈运动时，可以感受到心跳加快与呼吸急促，并伴随着出汗有蒸蒸"热气"外散。而人一旦死亡，呼吸、心跳、神志、运动等现象全部消失，从而认识到气对生命的重要意义。这可能是古人对人体之气最原始、最朴素的认识。如《管子》曰："有气则生，无气则死，生者以其气。"随着认识能力的提高，通过观察蒸米锅中冒出的米香之气，可以联想人体摄取的饮食物的精华物质（即水谷之精）亦可蒸化为气，以推动人体的生命活动。故《灵枢·五癃津液别》有"三焦出气"之说。另外，通过对家族成员之间的比较性观察，可以发现不同家族成员在体力上与智力上的差异，推测这与父母遗传的精及其所化的气有关，从而产生了对元气的初步认识。如《灵枢·刺节真邪》曰："真气者，所受于天，与谷气并而充身者也。"此"真气"即元气。古人正是通过对人体的生命现象的观察与推理，形成了中医学的"气"概念。

中医学认为，气是指体内活动很强、不断运动、无形可见的构成人体极细微的最基本的物质。气既是机体生命活动的动力，又是人体的重要组成部分。《素问·宝命全形论》认为："人以天地之气生，四时之法成……天地合气，命之曰人。"《医门法律》曰："气聚则形成，气散则形亡。"《医方考·气门》则突出了气在人体生命活动中的重要地位，曰："气化则物生，气变则物易，气盛则物壮，气弱则物衰，气正则物和，气乱则物病，气绝则物死。"

气，是维持人的生命活动的最基本物质。《素问·六节藏象论》曰："天食人以五气，地食人以五味。五气入鼻，藏于心肺，上使五色修明，音声能彰；五味入口，藏于肠胃，味有所藏，以养五气。气和而生，津液相成，神乃自生。"人的生命活动，需要从"天地之气"之中摄取营养成分，以养五脏之气，从而维持机体的生理活动。此外，《庄子·知北游》云："人之生也，气之聚也；聚则为生，散则为死。"气是人体生长发育、呼吸运动、血液循环、新陈代谢、抵御外邪、康复、自身调控等功能活动的体现。元气推动人体的生长发育，肺气和肾气调节呼吸运动，心气推动血液循环，卫气抵御外邪及正气抵御外邪并参与机体的康复。中医学认为，气同样是人体致病因素，凡是致病因素均可以称为邪气，包括六淫、七情、劳倦、宿食、结石、寄生虫、痰饮、瘀血等。《素问·举痛论》曰："百病生于气也。"即指出气是致病因素。

总的来说，在中医学中，气可以指代功能活动，如心气、肺气、胃气、经气、胆气等五脏气和六腑气；指代病理变化，如肝气横逆、肺气上逆、中气不足等；指代病理过程，如邪入气分、气虚下陷、气滞血瘀等；指代疾病名称，如疝气、梅核气、奔豚气等；指代疾病因素，如邪气、燥气、湿气、水气等；指代自然气候，如春气、冬气、六气、天气、地气等。另外，在药物方面，还可以分为四气：寒、热、温、凉。在对于病证的描述方面，可分为上气、嗳气等。气还体现于对治法的描述如补气、理气、调气等。

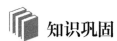 **知识巩固**

一、单项选择题（下列五个备选答案中只有一个是最佳或最恰当的答案）

1. 古代哲学中构成宇宙万物本原的是（　　　）

A. 天气　　　　　　　　B. 精气　　　　　　　　C. 阳气

D. 阴气　　　　　　　　E. 地气

2. 古代哲学中构成人体的本原物质是（　　　）

A. 天气　　　　　　　　B. 清气　　　　　　　　C. 阳气

D. 阴气　　　　　　　　E. 精气

3. 天地万物相互联系的中介是（　　　）

A. 阳气　　　　　　　　B. 天气　　　　　　　　C. 地气

D. 精气　　　　　　　　E. 阴气

4. 古代哲学中，精概念的产生源于（　　　）

A. 阴阳说　　　　　　　B. 水地说　　　　　　　C. 五行说

D. 元气说　　　　　　　E. 云气说

5. 古代哲学中，气的概念源于（　　　）

A. 阴阳说　　　　　　　B. 五行说　　　　　　　C. 云气说

D. 元气说　　　　　　　E. 水地说

6. 精气学说的基本内容不包括（　　　）

A. 精气是构成宇宙的本原　　B. 精气学说的起源　　　　C. 精气的运动与变化

D. 精气是天地万物的中介　　E. 天地精气化生为人

7. 气的运动称为（　　　）

A. 气动　　　　　　　　　　B. 气变　　　　　　　　　　C. 气化

D. 气逆　　　　　　　　　　E. 气机

8. 精气的基本存在形式为（　　　）

A. 气机　　　　　　　　　　B. 气化　　　　　　　　　　C. 无形

D. 有形　　　　　　　　　　E. 天地之气交感

9. 气的运动产生宇宙各种变化的过程称为（　　　）

A. 气机　　　　　　　　　　B. 气动　　　　　　　　　　C. 气化

D. 气逆　　　　　　　　　　E. 气变

10.《素问·阴阳应象大论》曰："味归形，形归气；气归精，精归化；精食（　　　），形食味；化生精，气生形。"

A. 阳　　　　　　　　　　　B. 味　　　　　　　　　　　C. 气

D. 形　　　　　　　　　　　E. 精

二、多项选择题（下列五个备选答案中有二个或二个以上的正确答案）

1. 由气构成的包括（　　　）

A. 脏腑　　　　　　　　　　B. 经络　　　　　　　　　　C. 形体官窍

D. 血和津液　　　　　　　　E. 精神

2. 气的运动形式包括（　　　）

A. 升　　　　　　　　　　　B. 降　　　　　　　　　　　C. 出

D. 入　　　　　　　　　　　E. 聚

3. 在中国古代哲学中，认为可为宇宙万物构成本原的有（　　　）

A. 精气　　　　　　　　　　B. 气　　　　　　　　　　　C. 道

D. 太极　　　　　　　　　　E. 元气

4. 在古代哲学中，气化的形式主要有（　　　）

A. 气与形的转化　　　　　　　　　B. 形与形的转化

C. 气与气的转化　　　　　　　　　D. 有形之体自身的不断更新变化

E. 无形之精与有形之质的转化

5. 中医将（　　　）称为人身三宝

A. 精　　　　　　　　　　　B. 气　　　　　　　　　　　C. 神

D. 血　　　　　　　　　　　E. 髓

答案（内容请扫二维码）

 古代文献选录（内容请扫二维码）

第二章 阴阳学说

问题导学

1. 如何理解《周易·系辞》所说的"一阴一阳之谓道"？
2. 为什么说"阴阳为医道之纲领"？

第一节 阴阳学说的基本内容

知识概要

阴阳是对自然界相互关联的事物或现象，相互对立的属性或同一事物或现象内部矛盾双方相对属性的概括。凡用一分为二规定的概念，无论是实体还是属性，均归属阴阳概念。《素问·阴阳离合论》曰："阴阳者，数之可十，推之可百，数之可千，推之可万，万之大，不可胜数，然其要一也。"事物和现象的阴阳属性既是绝对的又是相对的。一般而言，凡是运动的、外向的、上升的、温热的、明亮的、刚强的、兴奋的一方都属阳；而相对静止的、内守的、下降的、寒凉的、晦暗的、柔弱的、抑制的一方都属阴。

阴阳学说的基本内容，主要包括阴阳之间的相互关系，以及这种关系在自然界对于万物的生长、发展及变化中的作用和意义。阴阳之间的关系主要表现在六个方面：①阴阳交感互藏；②阴阳对立制约；③阴阳互根互用；④阴阳消长平衡；⑤阴阳相互转化；⑥阴阳自和。

"交感"，即交互感应。所谓阴阳交感，是指阴阳二气在运动中相互感应而交合，发生相摩、相错、相荡的相互作用。阴阳交感是万物化生和变化的根本条件。阴阳二气在运动中必须要达到"和"的状态时，才能相互感应进而交合。阴阳互藏，是指相互对立的阴阳双方中的任何一方都包含着另一方，也就是阴中有阳，阳中有阴，即"万物负阴而抱阳"。阳中所藏的阴，为"阴根"或"真阴"；阳中所藏的阳，为"阳根"或"真阳"。虽然真阴和真阳所占的比例较小，但却具有非常重要的调控作用。正是由于阴中有阳根的鼓动，而阳中又有阴根的静谧，阴阳之间的关系才能表现出协调和稳定。阴阳交感是通过"阴升阳降"来实现的。换句话说，只有阴升阳降，阴阳才能交感，万事万物才能不断地正常化生和发展。《素问·阴阳应象大论》曰："地气上为云，天气下为雨；雨出地气，云出天气。"所以，对"阴升阳降"更为准确的理解应该是"阴随阳升，阳随阴降"。

阴阳对立制约是指属性相反的阴阳双方在一个统一体中的相互斗争、相互制约和相互排斥。对立制约是阴阳之间最根本、最显著的一种作用。阴阳之间的对立制约始终处在一种动态变化之中，也就是说，阴阳之间的互动是绝对的，只有阴阳之间的对立制约取得了统一，达到了一种动态的、相对的平衡，阴阳之间才能和谐。即《素问·调经论》所云："阴阳匀平。"

　　阴阳互根，是指阴阳的相互依存，阴和阳的任何一方都不能脱离对方而单独存在。阴阳互藏，其实就是阴阳互根的一种表现形式。阴阳互用，是指阴阳在相互依存的基础上，相互资生、相互促进，《素问·阴阳应象大论》曰："阴在内，阳之守也；阳在外，阴之使也。"如果阴阳之间的互根互用关系被破坏，双方失去互为存在的条件或基础，就会导致"孤阴不生，独阳不长"。

　　"消"指的是减少、消耗；"长"指的是增多、增长。消长是阴阳对立双方的增减、盛衰、进退等的运动。阴阳消长，是指阴阳在数量或比例上的变化。有两种表现形式：一种是阴消阳长或阴长阳消；另一种是阴阳皆消或阴阳皆长。前者是基于阴阳之间的对立制约的关系；而后者则是基于阴阳之间的互根互用的关系。阴阳平衡，是指阴阳消长运动总是在一定的调节限度内、一定的阈值范围内或一定的时限内维持着此消彼长、此长彼消的动态平衡状态。如果阴阳"消长"超出了一定的限度或正常范围，阴阳之间的相对平衡就会被破坏，出现阴阳某一方面的偏盛或偏衰。阴阳的转化是通过阴阳的消长运动来完成的。阴阳消长是量变的过程，而阴阳转化则是一种质变，即所谓的"物极必反"。"寒极生热"，"热极生寒"等都是阴阳转化的表现形式。阴阳的转化既可以表现为渐变的形式，又可以表现为突变的形式。阴阳发生转化，必须具备一定的条件，即要达到一个极点，也就是寒极生热的"极"，不达到极点是无法发生质变的，极则必反。

　　阴阳自和是指阴阳双方自动维持或恢复相对平衡状态的能力和趋势。阴阳自和强调的是"自"和"和"。所谓"自"是指自我的，自发的，内在的，或者说是一种本能，没有外力的干预。所谓"和"是指和合，和谐，整体的协调。阴阳自和的结果就是阴阳之间达到了一种相对的、动态的平衡。由于阴阳交感和互藏，所以阴阳之间具有自和的条件；同时，由于阴阳的对立制约和不断的消长，所以阴阳之间又能够达到自和。阴阳自和是阴阳双方在运动过程中所产生的必然结果，不需要外力的作用和支配，这是阴阳自和的内在机制。

　　我们对阴阳学说基本内容做个小结：阴阳的对立制约、交感互藏、互根互用、消长平衡、相互转化等关系是相互联系的，从不同方面和角度阐述了阴阳的运动规律和变化形式，从而表达了阴阳之间的对立统一关系。阴阳的交感是阴阳相互联系、相互作用，导致事物发生、发展和变化的前提；阴阳互藏是阴阳交感运动的动力根源，是阴阳消长转化运动的内在根据。阴阳对立、互根和制约是阴阳之间相互依存、相互联系的基本关系。正是由于阴阳的对立制约、交感互藏和互根互用，才使阴阳的消长变化维持在一定的限度和调控内进行，从而保证了阴阳的平衡协调。阴阳的消长与转化是事物运动的基本形式。阴阳消长是在对立制约、互根互用基础上表现出的量变过程；阴阳转化是在消长运动量变基础上的质变。

第二节　阴阳学说在中医学中的运用

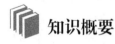 **知识概要**

　　阴阳学说作为一种宇宙观和方法论，以普遍联系的、运动变化的辩证观点，论述医学科学的具体问题、基本概念、基本原理和基本理论，揭示人体正常和异常的生命活动规律，并指导对疾病的诊断、防治和养生康复等。主要表现在说明人体组织结构、生理功能、病理变化，指导临床诊断和疾病防治等方面。

　　《素问·宝命全形论》曰："人生有形，不离阴阳。"人体的上下、内外、表里、组织结构之间，以及每一组织器官本身，无不包含着阴阳的对立统一。

人体生理活动的基本规律可以概括为阴阳之间的矛盾运动，就是阴阳相互制约、资生、不断消长转化的过程。阴阳是人体整个生命的根本和基础。人体正常的生命活动是机体内部以及机体与环境之间阴阳协调平衡的结果，即"阴平阳秘，精神乃治"（《素问·生气通天论》）。中医学用阴阳二气的分离来说明生命的结束，即《素问·生气通天论》所曰："阴阳离决，精气乃绝。"

中医学认为，疾病的发生是由于病邪作用于人体，导致机体阴阳失调的结果。阴阳失调是脏腑、经络、气血、营卫等相互关系失去协调，以及表里出入、上下升降等气机失常的概括。阴阳失调是人体各种病变的最基本病机，是对人体各种功能性和器质性病变的高度概括。

阴阳失调的主要表现形式是阴阳的偏盛或偏衰或阴阳互损。其如阴阳格拒、亡阴亡阳等内容，将在"病机"一章概述。

阴阳偏盛包括阳偏盛和阴偏盛（图2-1）。阳偏盛和阴偏盛都是属于阳或阴任何一方高于正常水平的病理状态。《素问·阴阳应象大论》概括为："阴胜则阳病，阳胜则阴病。阳胜则热，阴胜则寒。"

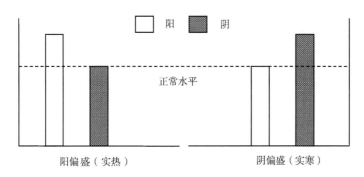

图 2-1　阴阳偏盛

阳偏盛一般是指阳邪侵袭人体，引起体内阳气的绝对亢盛。如风邪、火热之邪等都属阳邪。阳邪侵袭人体，加之人体本身的阳气，形成了阳偏盛（表2-1）。

表 2-1　阳偏盛

概念	指阳邪侵袭人体，引起体内阳气的绝对亢盛
病理特点	机体表现为一种机能亢奋，反应性增强，热量过剩的病理状态（实热证）
常见症状	高热、口渴欲饮冷水、面红、小便黄、大便干、舌红、苔黄、脉数等
"阳胜则热"→实热证；"阳胜则阴病"	

属阳的主动、主升、主热，所以阳偏盛的时候，人体表现为一种机能亢奋，反应性增强，热量过剩的病理状态。阳偏盛时，人体多出现高热、口渴欲饮冷水、面红、小便黄、大便干、舌红、苔黄、脉数等症状。证候特点可以概括为两个字：实和热。所谓实，是相对于虚而言的，也就是说机体没有出现虚性（也就是不足或衰退）的病理表现。因此，阳偏盛所形成的证候被称为"实热证"。阴阳是对立制约的，所以，阳偏盛必然会损耗阴液，即"阳胜则热"和"阳胜则阴病"。

阴偏盛一般是指阴邪侵袭人体，引起体内阴气的绝对亢盛。如寒邪、湿邪等都属于阴邪。阴邪侵袭人体，加之人体本身的阴气，形成了阴偏盛（表2-2）。

表 2-2　阴偏盛

概念	指阴邪侵袭人体，引起体内阴气的绝对亢盛
病理特点	机体多表现为一种机能障碍，产热不足，以及病理性代谢产物积聚等的病理状态（实寒证）
常见症状	恶寒、四肢冷、腹冷痛、大便稀溏、水肿、痰液清稀色白、舌淡苔白、脉迟等

"阴胜则寒"→实寒证；"阴胜则阳病"

属阴的主寒、主静、主凝聚，所以阴偏盛的时候，机体多表现为一种机能障碍，产热不足，以及病理性代谢产物积聚等的一种病理状态。病理性代谢产物的积聚，主要是指在体内形成了水肿、痰湿、瘀血等。

阴偏盛时人体多出现恶寒、四肢冷、腹冷痛、大便稀溏、水肿、痰液清稀色白、舌淡苔白、脉迟等症状。证候的特点可以概括为实和寒。因此，阴偏盛所形成的证候被称为"实寒证"。阴偏盛必然会损伤阳气，所以人体会出现恶寒喜暖、冷痛、腹泻、水肿等症状，即"阴胜则寒"和"阴胜则阳病"。

阴阳偏衰包括阳偏衰和阴偏衰（图 2-2）。阳偏衰和阴偏衰都属于阳或阴的任何一方低于正常水平的病理状态。《素问·调经论》概括为："阳虚则外寒，阴虚则内热。"人体出现虚证主要有四个方面的原因：一是先天禀赋不足；二是后天缺乏营养；三是过度操劳；四是久病或大病耗伤。

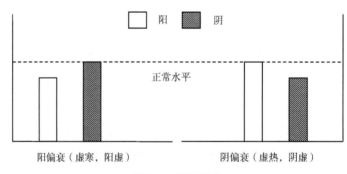

图 2-2　阴阳偏衰

阳偏衰即阳虚，是指机体阳气虚损，失于温煦，机能减退或衰弱，代谢减缓，产热不足的病理变化（表 2-3）。

表 2-3　阳偏衰

概念	指机体阳气虚损，失于温煦，机能减退或衰弱，代谢减缓，产热不足的病理变化
形成原因	先天禀赋不足，或后天失养，或劳倦内伤，或久病损伤阳气
病机特点	多表现为机体阳气不足，阳不制阴，阴寒相对偏盛的虚寒证。其临床表现可见面色㿠白、畏寒肢冷、舌淡、脉沉迟弱等寒象，尚有喜静蜷卧、小便清长、下利清谷等虚寒之象

阳虚则寒→虚寒证；"阳损及阴"→阴阳两虚

属阳的主动、主热、主兴奋，一旦体内阳气不足，机体就会呈现出一种机能减弱或衰退，代谢活动减弱，反应性降低以及产热不足的病理状态。

阳偏衰的临床表现可见有面色㿠白、畏寒肢冷、舌淡、脉沉迟弱等一系列寒象，同时还会出现喜静蜷卧、小便清长、下利清谷等虚寒之象。此外，由于阳气不足，对津液和血的推动力减弱，还会导致瘀血和水湿的产生。

阳虚的证候特点可以概括为虚和寒，是以虚为主，兼有寒象。阳虚所产生的寒，被称为虚寒；阴偏盛所产生的寒，则是实寒。因此，阳偏衰所形成的证候被称为"虚寒证"。由于阴阳是互根互用的，阳偏衰进一步发展会导致阴的不足，最后形成阴阳两虚。

阴偏衰即阴虚，是指机体精、血、津液等阴精物质不足，阴不制阳，导致阳气相对偏盛，机能虚性亢奋的病理变化（表2-4）。

表 2-4　阴偏衰

概念	指机体精、血、津液等阴精物质不足，阴不制阳，导致阳气相对偏盛，机能虚性亢奋的病理变化
形成原因	阳邪伤阴，或因五志过极，化火伤阴，或因过服温燥之品耗伤阴液，或久病伤阴
病机特点	多表现为阴液不足，阳气相对偏盛的虚热证。其临床表现可见形体消瘦，五心烦热，潮热盗汗，心烦失眠，口干咽燥，两颧潮红，大便干硬，小便短少，性欲亢奋，舌红，苔少甚至无苔，脉细数等
阴虚则热→虚热证；"阴损及阳"→阴阳两虚	

阴偏衰的临床表现可见形体消瘦，五心烦热，潮热盗汗，心烦失眠，口干咽燥，两颧发红发热，大便干硬，小便短少，性欲亢奋，舌红，苔少甚至无苔，脉细数等。阴虚的证候特点可以概括为虚和热，是以虚为主，兼有热象。阴虚所产生的热，被称为虚热；而阳偏盛所产生的热则是实热。因此，阴偏衰时所形成的证候被称为"虚热证"。由于阴阳是互根互用的，所以阴偏衰进一步发展就会导致阳的不足，最后形成阴阳两虚。

阴阳互损，由于阴阳是互根互用的，所以在阴阳偏衰发展到一定程度时，就会出现阳损及阴或阴损及阳的阴阳互损的情况，最后导致阴阳两虚，这也是慢性虚性病证常见的病理发展过程。

由于阴阳失调是疾病发生、发展的基本病机，因此，调理阴阳，补其不足，损其有余，恢复阴阳的协调平衡，是中医临床治疗疾病的基本原则之一。

阴阳偏盛形成的是实证，所以总的治疗原则是"实则泻之"，也就是损其有余。分而言之，阳偏盛而导致的实热证，则用"热者寒之"的治疗方法；而阴偏盛所导致的实寒证，则用"寒者热之"的治疗方法。如果在阳盛或阴盛的同时，由于"阳胜则阴病"或者"阴胜则阳病"而出现阴虚或阳虚时，就应当兼顾其不足，加用滋阴或助阳之品。

阴阳偏衰形成的是虚证，所以总的治疗原则是"虚则补之"，即补其不足。分而言之，阴偏衰出现的是"阴虚则热"的虚热证，应当采用滋阴制阳的方法，也即《内经》所云的"壮水之主，以制阳光"和"阳病治阴"；阳偏衰出现的是"阳虚则寒"的虚寒证，所以应当采用扶阳抑阴的方法，也即《内经》所云的"益火之源，以消阴翳"和"阴病治阳"。明代中医学家张景岳提出："善补阳者，必于阴中求阳，则阳得阴助而生化无穷；善补阴者，必于阳中求阴则阴得阳升而泉源不竭。"其原理就是阴阳的互根互用。

针对阴阳互损，则应采用阴阳双补的治疗原则，对阳损及阴导致的以阳虚为主的阴阳两虚证，应当以补阳为主，兼顾补阴；而对于阴损及阳导致的以阴虚为主的阴阳两虚证，则应当以补阴为主，兼顾补阳。这样，阴阳双方才能相互资生，相互为用。

中医学以阴阳学说来阐发养生理论，强调"法于阴阳，和于术数"。"法于阴阳"是指按照自然界的变化规律而起居生活；"和于术数"，是指根据正确的养生保健方法进行调养和锻炼。《素问·四气调神大论》曰："夫四时阴阳者，万物之根本也。所以圣人春夏养阳，秋冬养阴，以从其根。"

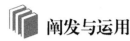 **阐发与运用**

一、论阳气

一般而言，中医学所谓的阳气和阴气与物质、能量、功能等有关。所谓物质，是指客观存在的实体物质；能量是物质的微观，是物质运动作用的结果，它以非实体的形式存在，不受空间实体的约束。由于中医学理论并不是建构在实验医学的基础之上，因此，阳气、阴气的具体物质或实体概念是模糊而抽象的。中医学中阳气、阴气概念的基本内涵包括以下几个方面：

（1）总体而言，阳气指生命功能活动和动力，阴气指生命的物质基础。

（2）阳气可以指人体内携带有温煦、推动、兴奋、升腾、发散等能量的物质；阴气可以指人体内携带有寒凉、滋润濡养、宁静、抑制、沉降、敛聚等能量的物质。

（3）阳气可以指某一类的能量，这种能量的作用特征是温煦、推动、兴奋、升腾、发散等。阴气可以指某一类的能量，这种能量的作用特征是寒凉、滋润濡养、宁静、抑制、沉降、敛聚等。应当明确，正常的生命活动是建立在阳气和阴气对立互根、相互制约、相互促进、协调平衡的基础之上的。

此外，中医学中诸如"阴精"、"阴血"、"阴液"的概念，都属于"阴气"的范畴。依据"气一元论"，"血"、"津液"都属于气的范畴，但其性质属阴，故可归于"阴气"。需要指出和强调的是，以临床实践为基础，在中医病机学理论中，"气虚"、"阳虚"、"阴虚"、"血虚"、"津液亏虚"等却有各自具体的病理学概念，不能笼统和混淆，但其本质都是物质与功能的整体异常。"精"在中医学中虽然主要是以物质的概念出现，但无论是指先天生殖之精，还是泛指一切精微物质，精始终是阴阳的统一体，因此没有必要去讨论精的具体阴阳属性。

（一）阳气的重要性

虽然阴阳二者之间存在着对立制约、互根互用及消长平衡的关系，但相对于阴而言，阳气更具有主导的地位和作用。这一理论肇始于《内经》。《素问·生气通天论》曰："阳气者，若天与日，失其所，则折寿而不彰。故天运当以日光明，是故阳因而上，卫外者也。"《内经》在揭示人体正常生命活动规律时，提出了阴阳二气的最佳状态，即"阴平阳秘"，但又进一步指出"凡阴阳之要，阳密乃固"（摘自《素问·生气通天论》，注：要，要旨、关键之意；固，密固、固守、保护之意）。也就是说，阴阳平衡的关键在于阳气致密而能固护于外。由此可以看出，在《内经》的学术思想中或在论述阴阳时更加重视阳气的主导作用，人体阴阳中是以阳气为根本。《伤寒论》中非常重视"阳气"和"扶阳"，张仲景对干姜、附子、桂枝的使用频率极高，据统计《伤寒论》113 方，用附子的有 34 方，用桂枝的有 43 方，用干姜的有 24 方，可见温阳方药已占大半。在《伤寒论》中经常出现"阳气来复"的概念，阳气来复是指人体阳气由弱到强逐渐恢复的一种状态。《伤寒论》特别强调"阳气来复"对疾病诊断、治疗和预后判断的重要意义。如《伤寒论》厥阴病篇中"下利，有微热而渴，脉弱者，今自愈"、"少阴病，下利，若利自止，恶寒而踡卧，手足温者，可治"等，都说明了阳气来复则疾病向愈和疾病可治。明·李中梓《内经知要》言："火者阳气也。天非此火不能发育万物，人非此火不能生养命根，是以物生必本于阳。""气血俱要，而补气在补血之先；阴阳并需，而养阳在滋阴之上。"这些论述都体现了李氏以阳气为主导的阴阳观。"天之大宝，只此一丸红日，人之大宝，只此一息真阳"（《类经图翼·大宝论》）。此外，张景岳在《类经·疾病类》中曰："神明不测者，阳气也。"《景岳全书》又云："故凡欲保生重命者，尤当爱惜阳气，此即以生以化之元神，不可忽也。"清·郑钦安在《医理真传》中曰："有阳则生，无阳则死。夫人之所以奉生而不死者，惟赖此先天一点真气耳。真气在一日人即活一日，真气立刻亡，人亦立刻亡。故曰人活一口气，气即阳也，火也，人非此火不生。"石寿棠在《医原》中指出的："然就二气而权衡之，阴承阳，阳统阴，阳气一分不到即病，阳气一分不尽不死，人自当以阳气为重。"

（二）阳气的主导地位

阴阳之间相互交感，相互为用。"阴者藏精而起亟也，阳者卫外而为固也"（《素问·生气通天论》），阴精是阳气发挥功能的物质基础，阳气是生命功能活动的表现。阳气的温煦作用既可以使腠理固密，护卫肌表，令邪不可干，又可温煦推动脏腑促使阴精的化生。阴精的化生需要依靠阳气的作用，在人体气化活动中，阳气占据主导地位。水谷入胃，经脾胃运化一方面产生精微物质，以供各种生命功能活动的需要；另一方面又将多余的物质进行及时的代谢。机体的阳气是脾胃作为气机升降运转枢纽的动力所在。阳气不足，则气化无力，一则精微物质化生乏源；二则气血津液运行失常，导致"浊邪"（"阴实"，如浊气、瘀血、痰、饮、水、湿等）在体内的产生和留滞。

（三）阳气的功能

（1）卫外。《类经·疾病类》曰："阳为阴之卫，阴为阳之宅。必阳气闭密于外，无所妄耗，则邪不能害，而阴气完固于内。此培养阴阳之要，即生气通天之道也。"

（2）主导人体生、长、壮、老、已的生命过程。参见《素问·上古天真论》中的论述。肾气的作用实质上就是肾阳的推动功能。唐·孙思邈在《千金翼方》中指出："人年五十以上，阳气日衰，损与日至，心力渐退，忘前失后，兴居怠惰，人至晚年，阳气衰，故手足不暖，下元虚惫，动作艰难。盖人有一息在则不死，气者阳所生也，故阳气尽必死。"

（3）养神柔筋。"阳气者，精则养神，柔则养筋"（《素问·生气通天论》）；"阳气者，大怒则形气绝，而血菀于上，使人薄厥"（《素问·生气通天论》）。

（4）促进津液的生成与运行。清末名医陆渊雷在《伤寒论今释》中有深刻阐述："津伤而阳不亡者，其津自能再生，阳亡而津不伤者，其津亦无后继。是以良工治病，不患津之伤，而患阳之亡；阳明病之津液干枯，津伤而阳不亡也，撤其热则津自生。少阴病之津液干枯，阳亡而津不继也，回其阳则津自生……桂枝加附子汤之证，伤津而兼亡阳也，仲景则回其阳而已，不养其津，学者当深长思之。"在临床中抢救阳脱阴竭的危重患者，常使用参附汤、生脉散等使患者阳回津生，转危为安。

（5）阳气决定着病势病情的轻重发展。《灵枢·顺气一日分为四时》曰："夫百病者，多以旦慧昼安，夕加夜甚，何也？……以一日分为四时，朝则为春，日中为夏，日入为秋，夜半为冬。朝则人气始生，病气衰，故旦慧；日中人气长，长则胜邪，故安；夕则人气始衰，邪气始生，故加；夜半人气入脏，邪气独居于身，故甚也。"

　　阳气是中医学中非常重要的概念，人体阳气的功能是广泛而重要的，其激发、调控脏腑经络的功能活动，促进精气血津液的化生及其代谢转化，阳气代表了人体生命功能中具有推动、温煦、明亮、兴奋、升腾、发散等特征的部分。《类经附翼·大宝论》曰："何谓其一？一即阳也，阳之为义大矣。夫阴以阳为主，所关于造化之原，而为性命之本者，惟斯而已。何以见之？姑举其最要者，有三义焉：一曰形气之辨，二曰寒热之辨，三曰水火之辨。夫形气者，阳化气，阴成形，是形本属阴，而凡通体之温者，阳气也；一生之活者，阳气也；五官五脏之神明不测者，阳气也……"人体的阳气在某种意义上也可以理解为正常生命功能活动所需的能量和动力系统，即所谓"阳气者，若天与日，失其所，则折寿而不彰"（《素问·生气通天论》）。

二、论君火与相火

　　有关君火与相火的论述，最早见于《内经》中"天元纪大论"、"六微旨大论"、"六元正纪大论"等篇。如《素问·天元纪大论》曰："帝曰：上下周纪，其有数乎？鬼臾区曰：天以六为节，地以五为制。周天气者，六期为一备；终地纪者，五岁为一周。君火以明，相火以位。"又《素问·六微旨大论》曰："显明之右，君火之位也，君火之右，退行一步，相火治之。"《内经》所言"君火"、"相火"，是指天地之象，从五运六气的角度，基于气候特点和物候现象来描述火之属性。基于"天地人相参"、"天人相应"等传统哲学观，后世医家将"君火"、"相火"用于阐述人体的生命现象和规律，认为人身亦有君相二火。

　　宋金元时期，刘完素首先提出"心为君火，肾为相火"。金元时期李东垣将"君火相火"理论引入到人体生理与病理的阐述中。李东垣曰："元气不足，而心火独盛，心火者，阴火也，起于下焦，其系于心，心不主令，相火代之，相火，下焦包络之火，元气之贼也，火与元气不两立，一胜则一负。"但一般而言，古人多数认为阳火是指心之君火，阴火是指肾、肝、心包络、三焦与胆之相火。朱丹溪在前人基础上创《格致余论·相火论》，指出："惟火有二，曰君火，人火也；曰相火，天火也。"在强调君火、相火生理作用的同时，亦对相火的病理变化及君火对相火的影响进行了阐述，指出："相火易起，五性厥阳之火相扇则妄动矣。火起于妄，变化莫测，无时不有，煎熬真阴，阴虚则病，阴绝则死。"他认为："胆者肝之腑，膀胱者肾之腑，心包络者肾之配，三焦以焦言，而下焦言司肝肾之分，皆阴而下者也。"君火为心火，相火在肝、肾、膀胱、三焦、心包、胆。心为君主之官，心火活动正常，则心神清明，心血流畅，人体上下内外的一切生机为之活跃，所以从政官象的角度列为"君"位，称为君火。其他脏腑的生理功能活动的火居从属地位，多称之为"相火"。相火主动，有"动而中节"和"相火妄动"两方面，相火动而中节，属于生理常态，其可"生生不息"，推动着人体正常的气化过程。朱丹溪认为"天非此火不能生物，人非此火不能有生"。而相火妄动，则属于病理状态，阴精流散，病证峰起，故认定"相火为元气之贼"。

　　张景岳对李东垣"相火为元气之贼"持不同见解："及见东垣云，相火者，下焦包络之火，元气之贼也，丹溪亦述而证之，予闻此说，尝掩口而笑，而觉其不察之甚也。"他阐释说："君相之火，正气也……且凡火之贼伤人者，非君相之真火，无论在内在外，皆邪火耳，邪火可言贼，相火不可言贼也。"张景岳旨在澄清概念的混淆，认为君相之火均为生理之火，不属病理之火。凡言病理之火，均为邪火。张景岳进一步论述："盖火本阳也，而阳之在上者，为阳中之阳，故曰君火。阳之在下者，为阴中之阳，故曰相火。此天地生成之道也。其在于人，则上为君火，故主于心。下为相火，故出于肾。主于心者，为神明之主，故曰君火以明。出于肾者，为发生之根，故曰相火以位。"此段论述指出相火为先天之火，阴中之阳；君火为后天之火，为阳中之阳。在脏腑生理功能活动中，心火为主，命火为根。并以"气"、"质"来形象地阐释"明"和"位"。《类经·运气》又曰："凡火观之……盖明者光也，火之气也。位者形也，火之质也。如一寸之灯，光被满室，此气之为然也。盈炉之炭，有热无焰，此质之为然也。夫焰之与炭皆火也，然焰明而质暗，焰虚而质实，焰动而质静，焰上而质下，以此证之，则其气之与质，固自有上下之分，亦岂非君相之辨乎？是以君火居上，为日之明，以昭天道，故于人也属心，而神明出焉。相火居下，为原泉之温，以生养万物，故于人也属肾，而元阳蓄焉。"《景岳全书》论曰："盖君道惟神，其用在虚；相道惟力，其用在实。故君之能神者，以其明也；相之能力者，以其位也。明者明于上，为化育之元主；位者位于下，为神明之洪基。""如轻清而光焰于上者，火之明也；重实而温蓄于下者，火之位也。明即位之神，无明则神用无由以着；位即明之本，无位则光焰何从以生。故君火之变化于无穷，总赖此相火之栽根于有地，虽分之则一而二，而总之则二而一者也。此君火相火之辨。"张景岳对君火、相火从功能、形态、性质及隶属进行了区别，丝丝入扣，细微至精。

一般而言，对于相火比较集中的认识是相火寄于肝肾。如刘河间认为"肾为相火"，钱乙提出"肝有相火"，李中梓认为："相火有二，乃肾与肝。"为了区别二者，又将肝藏之相火称为"雷火"，肾寓之相火称为"龙火"。清代医家喻嘉言认为相火乃人身之元阳："相火居下，为原泉之温，以生养万物，故于人也属肾，而元阳蓄焉。"郑钦安则从易学的角度谈相火："离卦解：离为火，属阳，气也，而真阴寄焉。中二爻，即地也。地二生火，在人为心，一点真阴藏于二阳之中，居于正南之位。午时一阴初生，降心火下交于肾，一升一降，往来不穷，性命于是乎立。"坎卦解："坎为水，属阴，血也，而真阳寓焉。中一爻，即天也。天一生水，在人身为肾，一点真阳，含于二阴之中，居于至阴之地，乃人立命之根，真种子也，诸书称为真阳……真阳二字，一名相火，一名命门火，一名龙雷火，一名无根火，一名阴火，一名虚火。发而为病，一名元气不纳，一名元阳外越，一名真火沸腾，一名肾气不纳……种种名目，皆指坎中之一阳也。一阳本先天乾金所化，故有龙之名。一阳落于二阴之中化而为水，立水之极。水性下流，此后天坎卦定位，不易之理也。"郑钦安在《医理真传》言："君火，凡火也。相火，真火也。""二火虽分，其实一气，诚阴阳之主宰也。""顾二火不可分，而二火亦不胜合，所以一往一来，化生中气，遂分二气为三气也。"由此可见，虽有相火、龙雷之火、阴火、三焦火之名，但郑钦安认为相火当属肾中真阳、肾火。

历代医家对君火、相火从功能、形态、性质、作用及隶属诸方面进行了阐述与探讨，涉及医学、哲学、社会学等各个方面。君火与相火在生理上互根互用，在病理上相互影响，君相二火的关系，正是中医形神合一生命观的重要体现。

三、阴升阳降理论与运用

阴阳交感是指阴阳二气在运动中相互感应而交合的过程。阴阳交感是万物化生的根本条件，自然界万事万物的产生都是阴阳交感的结果，即《淮南子》所云："阴阳合而万物生。"那么，阴阳交感是通过何种方式得以实现的呢？

从阴阳的本性而言，凡是上升的、运动的、外向的事物或现象均属于阳，而下降的、相对静止的、内守的事物或现象均属于阴。自然界清阳上升为天，浊阴下降为地，即《素问·阴阳应象大论》所云："积阳为天，积阴为地……清阳为天，浊阴为地。"然而，《素问·六微旨大论》又云："升已而降，降者为天；降已而升，升者为地。"《素问·阴阳应象大论》又曰："故清阳为天，浊阴为地。地气上为云，天气下为雨；雨出地气，云出天气。"这实际上是从阴阳交感和平衡的角度，论述了阴阳的运动特征——阴升阳降。《易传·咸》曰："天地感，而万物化生。"《荀子·礼论》曰："天地合而万物生，阴阳接而变化起。"阳升到极限而不降，阴降到极点而不升，就会出现阴阳离决，更不可能氤氲交感而化生万物。所以，《素问·六微旨大论》云："气之升降，天地之更用……天气下降，气流于地；地气上升，气腾于天，故高下相召，升降相因，而变作矣。"《素问·天元纪大论》曰："故阳中有阴，阴中有阳……动静相召，上下相临，阴阳相错，而变由生也。"《周易》在论述卦象时说："天地交谓之泰，天地不交谓之否。"天地交的卦象表现为坤（地，阴）上乾（天，阳）下（图 2-3），是泰，也就是顺利。天地不交，卦象为乾上坤下（图 2-4），是否，也就是不顺利。所以，从《周易》的泰卦卦象上，我们可以发现，阴阳交感是由"阴升阳降"实现的。只有阴升阳降，阴阳才能交感，万事万物才能不断地正常化生和发展。

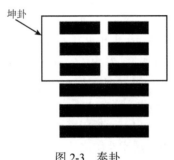
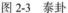
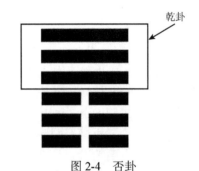

图 2-3　泰卦　　　　　　　　　　　　　图 2-4　否卦

那么，为什么阴能升而阳又能够降呢？古代思想家认为，阴阳二气升降的动力存在于阴阳二气的自身之中。阴中有阳，阳中有阴，也就是阴阳互藏。阴中有阳，所以阴能在其所涵的阳气的推动下而上升；阳中有阴，所以阳能在其所涵的阴气的牵掣下而下降。"水火既济"出自《易经》，坎离二卦，坎为水，离为火，水火相交，坎上离下相济，则为既济卦。《医林绳墨》曰："离中之阳降，坎中之阴升，降升合宜，水火既济者也。"坎卦阳爻在中，阴爻在上下，坎升是由于坎中之阳的升；离卦上下为阳爻，阴爻在中，离降是由于离中之阴的降。《吴医汇讲》曰："则知水本阳，火本阴，坎中阳能引升，离中阴能降故也。"阴升阳降，根于阴中之阳的升和阳中之阴的降。因此，对"阴升阳降"更为准确的理解应该是：阴随阳升，阳随阴降。

中医运用阴升阳降理论阐述了人体的生理功能，人体是以五脏为中心的有机整体，阴阳的升降也主要体现于脏腑的生理活动之中。如心和肾的关系，明代医家周慎斋《周慎斋遗书》云："心肾相交，全凭升降……肾属水，水性润下，如何而升？盖因水中有真阳，故水亦随阳而升至心，则生心中之火。心属火，火性炎上，如何而降？盖因火中有真阴，故火亦随真阴而降至于肾，则生肾中之水。升降者水火，其所以使之升降者，水火中真阴真阳也。"再如肝与肺的关系，《素问·刺禁论》曰："肝生于左，肺藏于右。"这是针对肺和肝的生理特性而言。肝位于腹腔之上部，五行中属木，为阴中之阳脏，故主升。肺居胸中，五行中属金，为阳中之阴脏，故主肃降。二者一升一降，对于维持全身气机调畅具有重要的作用。在经络系统方面，手三阴经下行，经气以降为主，手三阳经上行，经气以升为主；足三阳经下行，经气以降为主，足三阴经上行，经气以升为主。《难经正义·二十八难》曰："督脉在背，总制诸阳，谓之曰督；任脉在腹，总统诸阴，谓之任。"任脉升，督脉降，阴升阳降，任督二脉形成小循环。

脏腑的功能活动体现了阴升阳降，若阴升阳降失常，则会出现一系列的病理变化。如肝升太过肺降不及，则可致肝火犯肺，出现胁痛、咳嗽甚至咳血等；再如，心火不降或肾水不升，则可导致"心肾不交"或"水火不济"的病理改变，临床上出现失眠、心悸、怔忡、心烦、腰膝酸软、男子梦遗、女子梦交、畏寒、下肢水肿等症状。

阴升阳降理论在中医临床遣方用药方面也被广泛运用。《伤寒论》中黄连阿胶汤为治疗少阴热化证的代表方，少阴包括心、肾两脏，少阴阴虚，则心火无制而上炎，出现心肾不交。方中用黄芩、黄连清心火，阿胶、白芍、鸡子黄滋肾水，使心肾相交，水火既济。李东垣运用黄连、肉桂两味药治疗心肾不交之证，并命名为交泰丸。清·王士雄《四科简要方》曰："生川连五钱，肉桂心五分，研细，白蜜丸，空心淡盐汤下，治心肾不交，怔忡无寐，名交泰丸。"方中黄连泻心火，肉桂补肾阳，使心火不炽而自降，肾阳生则肾水得以蒸化而上升使心火不旺。朱丹溪认为"阳常有余，阴常不足"，强调滋阴，"补阴火自降"，其创制的著名方剂大补阴丸，方中熟地黄、龟甲、猪脊髓滋补肾阴，黄柏、知母清热泻火，运用"滋阴降火"的治法，达到"阴升阳降"的目的。清·郑钦安在《医理真传》中对潜阳丹与封髓丹有精辟的论述："潜阳丹一方，乃纳气归肾之法也，夫西砂辛温，能宣中宫一切阴邪，又能纳气归肾。附子辛热，能补坎中真阳，真阳为君火之种，补真火即是壮君火也。况龟板一物坚硬，得水之精气而生，有通阴助阳之力，世人以利水滋阴视之，悖其功也。佐以甘草补中，有伏火互根之妙，故曰潜阳。封髓丹一方，乃纳气归肾之法，亦上中下并补之方也。夫黄柏味苦入心，禀天冬寒水之气而入肾，色黄而入脾。脾者也，调和水火之枢也。独此一味，三才之义已具，况西砂辛温能纳五脏之气而归肾，甘草调和上下又能伏火，真火伏藏，则人身之根蒂永固，故曰封髓。"

阴阳升降理论是阴阳学说重要的组成部分，是阴阳运动变化的表现形式，是气化以化生万物的根源。阴阳升降包含阳升阴降和阴升阳降。阳升阴降是按照阴阳本性产生的气机变化。阴升阳降的内涵：①在下之气升，在上之气降。②阴升阳降是阴阳交感的重要条件，也是为了维持阴阳的平衡协调。③由于阴阳互根，源于阴中之阳的升和阳中之阴的降。升极而降，降极而升，升降相因（刘燚，王海军.阴阳升降理论探析与启迪.上海中医药杂志，2018，52（11）：32-35.）。

 知识巩固

一、单项选择题（下列五个备选答案中只有一个是最佳或最恰当的答案）

1."阴在内，阳之守也；阳在外，阴之使也"这句话主要说明了阴阳相互间的（　　　）

A. 对立　　　　　　　　　B. 互用　　　　　　　　　C. 消长

D. 交感   E. 转化

2. "昼不精，夜不寐"是阴阳双方什么关系失调而导致的（　　　）

A. 交感   B. 对立   C. 消长

D. 互用   E. 转化

3. "天地氤氲，万物化醇，男女构精，万物化生"是描述阴阳之间相互的（　　　）

A. 交感和合   B. 消长   C. 对立

D. 转化   E. 互用

4. "阳胜则阴病，阴胜则阳病"是阴阳的（　　　）关系失调

A. 消长平衡   B. 交感互藏   C. 对立制约

D. 相互转化   E. 互根互用

5. 属于阴证范围的是（　　　）

A. 热证   B. 虚证   C. 实证

D. 表证   E. 以上都不是

6. 古人提出"春夏养阳，秋冬养阴"旨在强调（　　　）

A. 阳气的重要性   B. 春夏重在保养阳气   C. 秋冬重在保养阴气

D. 顺应四时阴阳的重要性   E. 保养阴气的重要性

7. "热者寒之"的治疗方法主要适用于（　　　）

A. 表证   B. 虚热证   C. 里证

D. 实热证   E. 寒证

8. 在药物的五味中，属阴的是（　　　）

A. 咸、酸   B. 酸、甘   C. 苦、辛

D. 辛、甘   E. 辛、咸

9. "治阳"的方法适用于（　　　）

A. 阳偏盛证   B. 阳偏衰证   C. 阴偏盛证

D. 阴偏衰证   E. 阴阳偏盛证

10. 言人身脏腑之阴阳，则肾为（　　　）

A. 阳中之太阳   B. 阳中之少阴   C. 阴中之少阳

D. 阴中之太阴   E. 阴中之至阴

二、多项选择题（下列五个备选答案中有二个或二个以上的正确答案）

1. 阴阳偏盛的治疗方法是（　　　）

A. 寒者热之   B. 热者寒之   C. 泻阴补阳

D. 阴病治阳   E. 阳病治阴

2. 阴阳偏衰的治疗方法是（　　　）

A. 寒者热之   B. 热者寒之   C. 泻阴补阳

D. 阴病治阳   E. 阳病治阴

3. 症见寒象的患者，其病机当是（　　　）

A. 阳虚   B. 阴虚   C. 阳胜

D. 阴胜   E. 阴阳两虚

4. 属于阳的属性有（　　　）

A. 温煦　　　　　　　B. 抑制　　　　　　　C. 潜藏

D. 滋润　　　　　　　E. 推动

5. 依据阴阳制约原理的治法是（　　　）

A. 阴阳双补　　　　　B. 阴病治阳　　　　　C. 阳中求阴

D. 阴中求阳　　　　　E. 寒者热之

答案（内容请扫二维码）

 古代文献选录（内容请扫二维码）

 现代研究进展（内容请扫二维码）

第三章 五 行 学 说

问题导学

1. 为什么说中医五行体系最基本、最显著的特征是以五脏为中心的"天人合一"的整体观?

2. 如何理解五行学说阐释了人体生命活动的整体动态平衡的内在规律?

第一节 五行学说的基本内容

 知识概要

《尚书·洪范》曰:"五行:一曰水,二曰火,三曰木,四曰金,五曰土。水曰润下,火曰炎上,木曰曲直,金曰从革,土爰稼穑。"汉代《尚书大传》做进一步解释:"水火者,百姓之所饮食也;金木者,百姓之所兴作也;土者,万物之所资生也,是为人用。"《说文解字》曰:"行,人之步趋也。"汉《白虎通·五行篇》曰:"言行者,欲言为天行气之义也。"汉·董仲舒《春秋繁露》曰:"天地之气,合二为一,分为阴阳,判为四时,列为五行。行者,其行不同,故为五行。"《素问·天元纪大论》曰:"夫五运阴阳者,天地之道也。"

"五"代表着宇宙中万事万物所具备的五大类特性。"行"代表的是一种自然的运行,一种固有的、有规则的持续运动。

"五行"是对宇宙间万事万物的一种分类方法,所有事物都体现了五大类特性,任何事物都与五行存在配属关系。

"五行"是一种说理工具,通过事物的不断运动、事物内部的相互联系及不同特性事物间的相互作用,揭示宇宙中万事万物的生成、相互关系和发展变化及其所必须遵循的内在规律或自然法则。

五行实际上是由气的运动变化产生的,五行统一于一气。五行是指天地之间五类运行方式不同的气的运动(五气)。《内经》中将四季和五行联系起来,五行又被称为"五运"。《素问·阴阳应象大论》曰:"天有四时五行,以生长收藏,以生寒暑湿燥风。"五行所揭示的是天地之间四季气的运动变化规律及人与自然的内在联系。

五行的特性:《尚书·洪范》曰:"水曰润下,火曰炎上,木曰曲直,金曰从革,土爰稼穑。"五行的属性皆源于木、火、土、金、水五种具体物质的性能和状态特点,但通过抽象、概括和引申演绎,又超出了原有的特性和状态,成为自然界五大类事物和现象的共同属性,是对五种物质不同属性的抽象概括。

　　五行学说依据五行各自的属性，对自然界的各种事物和现象进行五行归类，从而构建了五行系统。这不仅使自然界的事物和现象实现了系统化、层次化，而且为建立同类事物间的相互联系奠定了基础。事物和现象五行属性的归类方法，主要有取象比类和推演络绎两种方法。

　　五行学说的基本内容主要包括五行相生与相克、五行制化、五行相乘与相侮和五行母子相及四个方面。其中五行相生与相克是指五行间存在着动态有序的资生和制约的关系；五行制化是指五行系统的自我调节机制。五行之间的相生与相克、制化，维持着五行系统的平衡与稳定。五行相乘与相侮和五行母子相及是五行之间异常的生克变化，用于阐释自然界事物或现象之间的平衡关系失调的异常现象。

　　五行相生的次序为木生火，火生土，土生金，金生水，水生木。五行相克的次序为木克土，土克水，水克火，火克金，金克木。相生关系在《难经》中被称为"母子"关系。相克关系在《内经》中被称为"所胜"和"所不胜"关系。

　　西汉思想家董仲舒在《春秋繁露》中说五行是"比相生而间相胜也"。比是指相邻；间是指间隔；胜是指相克。也就是说，五行中相邻的两行是相生关系，相隔的两行是相克关系。比如，木与火是相生，而与土则是相克。五行的这种依次相生，依次相克，构成了一个循环往复的圆运动。这种"圆"运动具有整体性和恒动性，万事万物在其中，正是对整个宇宙秩序的一种动态把握。生克的共同作用使宇宙万事万物的运行变得恒动而有序、和谐而稳定，这就是五行制化。制是指克制，化是指化生。制化的结果是稳定、协调、平衡。制化是五行中一个非常重要的概念，有了制化，才会有事物间的平衡和稳定发展（图 3-1、图 3-2）。

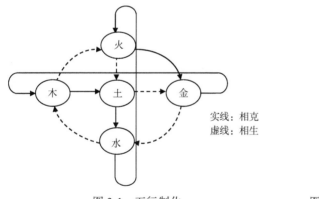

实线：相克
虚线：相生

图 3-1　五行制化

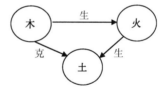

图 3-2　相生相克作用下土的稳态

　　如果五行的生克平衡被打破，制化的内在调节机制失灵，会出现两类异常情况。第一类是与相克有关，形成了所谓的"相乘"和"相侮"。相乘和相侮发生的原因都是由于某一行过强或过弱。第二类的异常情况与相生有关，即出现"母病及子"和"子病及母"的情况。总而言之，五行中任何一行出现"太过"或"不及"时，都可能对其他四行产生"相乘"或"相侮"或"相及"的异常作用。

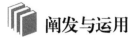 **阐发与运用**

五行与河图、洛书

　　许多学者认为五行与河图、洛书（图 3-3）等之间流异而源同，而河图、洛书是古人针对整个天地运行、自然形成之道的思辨性研究，他们研究的对象实际上是一个三维、动态、系统的时空流模式，而不是任何一个固化的质点。河图、洛书是中国古代两张具有阴阳五行结构及变化的时空象数图。

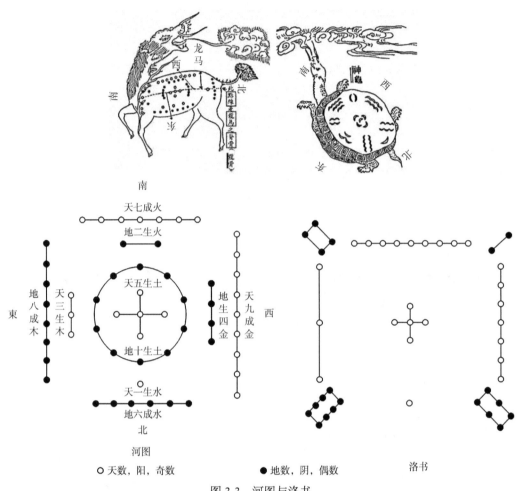

图 3-3　河图与洛书

河图以白圈为阳、为奇数、为天；黑点为阴、为偶数、为地，并且以十数合阴阳、五方、五行、天地之象而构成天地合五方、阴阳合五行的象数图形。河图之数主要包括：

（1）天地之数。河图共有 10 个数：1、2、3、4、5、6、7、8、9、10。其中 1、3、5、7、9 为阳，2、4、6、8、10 为阴。阳数相加为 25，阴数相加得 30，阴阳相加共为 55（图 3-4）。所以古人说："天地之数五十有五"，即天地之数为 55。《周易·系辞》云："天数五，地数五，五位相得，而各有合……此所以成变化而行鬼神也。"即万物之数皆由天地之数化生而已。

图 3-4　河图之数

（2）万物生存之数。《类经图翼》云："天一生水，地六成之；地二生火，天七成之；天三生木，地八成之；地四生金，天九成之；天五生土，地十成之。"所以一为水之生数，二为火之生数，三为木之生数，四为金之生数，五为土之生数。六为水之成数，七为火之成数，八为木之成数，九为金之成数，十为土之成数。万物有生数，当生之时方能生；万物有成数，能成之时方能成。所以，万物生存皆有其数也。

（3）五行之数。五行之数即五行之生数，就是水一、火二、木三、金四、土五，也称小衍之数。一、三、五为阳数，其和为九，故九为阳极之数。二、四为阴数，其和为六，故六为阴之极数。阴阳之数合而为 15 数，故化为洛书则纵横皆 15 数，乃阴阳五行之数也。

（4）大衍之数。大衍之数为 50，即五行乘土之成数 10，同时也是天地之数的用数。天地之数 55，减去小衍之数 5 得大衍之数 50，其中小衍为天地之体数，大衍为天地之用数。

河图五行之理：河图不仅描述了五行的生成，而且按"天道左旋"即顺时针旋转，反映了五行间的相生关系。即金生水、水生木、木生火、火生土、土生金。一、三、五、七、九为阳数左旋，二、四、六、八、十为阴数左旋，为五行万物相生之运行。五行左旋而生，中土自旋。故河图五行相生，乃万物相生之理也。土为德为中，故五行运动先天有好生之德。

河图阴阳之理：土为中为阴，四象在外为阳，此内外阴阳之理；木火相生为阳，金水相生为阴，乃阴阳水火既济之理；五行中各有阴阳相交，生生不息，乃阴阳互根同源之理；中土为静，外四象为动，乃阴阳动静之理。若将河图方形化为圆形，木火为阳，金水为阴，阴土阳土各为黑白鱼眼，就是太极图了。此时水为太阴，火为太阳，木为少阳，金为少阴，乃太极四象也。故河图乃阴阳之用，易象之源也。

洛书之象：宋·朱熹在《周易本义·图说》中云："洛书盖起龟象，故其数，戴九履一、左三右七、二四为肩、六八为足、五居中央。""戴"指顶巾（头），"履"指鞋子（足）。洛书之数主要包括：①五行之用数。天地之用数 50，去五行之体数，为五行之用数 45。洛书之数和为 45，亦五行之用数（图 3-5）。②三才之运数。三才者，天地人，各有五行，五行之体数为 5，合之为 15。纵横交叉，上下左右中，洛书之数皆为 15。③周天之数。洛书之数九，以一为体，以八为用。运数十五，周流八方为一百二十数，三才合之即三百六十数，为周天之数。

```
4 9 2
3 5 7
8 1 6
```

图 3-5 洛书之数

洛书五行之理：洛书按"地道右转"即逆时针方向旋转，反映了五行间的相克关系。即水克火、火克金、金克木、木克土、土克水。洛书中的五行相克，还反映了古人"万物皆有制"的思想。

河图言五行相生，洛书言五行相克。黄元炳《易学入门》云："一六水，二七火，三八木，四九金，五十土。金生水，水生木，木生火，火生土，土生金。金克木，木克土，土克水，水克火，火克金，《河图》相生，《洛书》相克。《河图》西南入于土，相生也。《洛书》东北入于土，相克也。是故《河图》之生也，金水相含，木火通明。《洛书》之克也，水火相射，金木伤生。《河图》火克金，中土解之。《洛书》水生木，中土湮之。相生相杀，所以神变化而行鬼神也。"

五行与河图、洛书之间，在数理上具有同源性或同一性。如《素问·金匮真言论》曰"东方青色，入通于肝……其类草木，……其数八""南方赤色，入通于心……其类火……其数七""西方白色，入通于肺……其类金，……其数九""北方黑色，入通于肾……其类水……其数六""中央黄色，入通于脾……其类土……其数五"。五行与河图在哲学实践上同源于四季象理，河图数与四时对应："一"为冬至即阴寒极点，由于水性寒，故一为生水；农历六月是我国雨季，雨水最多，故有六化成之，所以一与六生成水。二月春分，阳气生发、地热升腾，故"二"为生火；七月天气最热（天火最强），所以二、七生成火。农历三月百花盛开、万木生发，此时木的生命力旺盛，故"三"为生木；八月是各种树木结果之时，所以三与八生成木。四月花尽，九月叶落，均有肃杀之气，所以四与九生成金。"五"指中央，中原一带皆为黄土并被古人视为大地之中央，故"五"为生土。"十"有圆满归结之意，古人认为万物终结之后，皆归为黄土，所以五与十生成土。"十"又有零的含义，即任一事物的终结之时又都是新事物的诞生之时。所以十即表示万物归结于土，又表示万物将在土中育化新生。

第二节　五行学说在中医学中的运用

 知识概要

五行学说作为中医学重要的说理工具，贯穿于中医理论体系的各个方面。体现在：①以五行的特性来分析归纳人体脏腑、经络、形体、官窍等组织器官和精神情志等各种功能活动，构建以五脏为中心的生理病理系统，进而与自然环境相联系，建立天人一体的五脏系统，并以五行的生克制化规律来阐释五脏之间的生理联系，以及人与外界环境的相互关系。②以五行的乘侮相及规律来分析五脏病变的相互影响，说明疾病的发生发展规律和自然界五行六气的变化规律，并指导疾病的诊断、治疗和养生康复。

生命活动所呈现出的稳态，说明了人体内部存在着五行的生克制化。就构建中医五行体系而言，只有当心、肝、脾、肺、肾五脏的概念确立后，五脏配五行的模式才有可能产生，这也是构建中医五行体系的前提。

尽管有着解剖形态学的基础，但《内经》中五脏的概念已经发生了实质性的转变。五脏不仅仅代表着不同的实体解剖器官，更为重要的是，五脏是对人体不同功能的一种高度的抽象概括。五脏配五行的历史发生和演变是比较复杂的，从古至今的哲学家、史学家、经学家都参加了讨论，结果还是莫衷一是。但值得我们关注和重视的是，从《内经》开始，中医所讲的五脏配五行，其确切所指应该是：五脏的功能特点和生理特性与五行的配属。如木有生长、升发、舒畅、条达的特性，肝主疏泄、喜条达而恶抑郁，有疏通气血、调畅情志的功能，故以肝属木。人体的生命活动与自然界是紧密联系，不可分割的。由此，也决定了中医五行体系的建构模式是：五脏-时空-五行三者相配。中医学以五行学说为指导，将人体的脏腑分别归属于五行，以五行的特性说明五脏的部分生理功能；将五行生克制化的理论作为阐释脏腑生理功能内在联系的一种说理工具或解释模型；中医学将自然界的五方、五时、五气、五味、五色等与人的五脏生理系统联系起来，认为同一行的事物之间存在着"同气相求"的关系，因而人体生理活动也具有了内外五行的统一。由此，人体的生命活动与自然现象融贯成为一体，体现了人与自然的联系性和统一性（表3-1）。

表 3-1　人体生理活动内外五行的统一

五行	特性	自然							人体	
		方位	季节	五时	五气	生化	五色	五味	五脏	功能
木	顺畅条达、升发、屈曲柔和	东	春	平旦	风	生	青	酸	肝	主疏泄、主藏血
火	温热、炎上、光明	南	夏	日中	暑	长	赤	苦	心	主血脉、心阳温煦、主神明
土	敦厚、生养、承载	中	长夏	日西	湿	化	黄	甘	脾	主运化
金	清肃、收敛、顺从、变革	西	秋	日入	燥	收	白	辛	肺	主宣发肃降
水	寒润、下行、闭藏	北	冬	夜半	寒	藏	黑	咸	肾	藏精、主水

中医的五行体系以五脏为中心，外应五方、五季，并借此来说明：①人体的气血运行，脏腑盛衰，疾病的发生、发展与预后都与五气的运动密切相关。②自然界五气运动的稳定与失衡都会对人体的生理、病理活动产生根本性的影响。所以，中医五行体系最本质、最显著的特征就是：以五脏为中心的"天人合一"的整体观。

脏腑的功能活动不是孤立的，而是在彼此的相生相克中达到动态的平衡和协调。脏腑间生克关系不是单向的，而是多向性的。任何两脏之间既有"相生"也有"相克"，相生和相克可以体现在一脏与多脏或多脏与多脏之间。

五脏病变的相互影响，即"传变"，包括：①相生关系的传变，即"母病及子"和"子病及母"。②相克关系的传变，即相乘和相侮。运用"母子相及"和乘侮来阐释五脏病变传变，应结合气一元论和阴阳学说，才能做出更为合理准确的解释。临床上不能仅凭五行的生克关系来判定病情的轻重逆顺，应"四诊合参"，全面诊察，综合分析；五脏病变传变是复杂多样的，如伤寒病的六经传变和温热病的卫气营血传变等，"母子相及"和乘侮只是五脏病变传变的部分模式。

五行学说以事物五行属性归类和生克乘侮规律确定五脏病变的部位，包括两类情况：一是以本脏所主之色、味、脉来诊断本脏之病。如面见赤色，口味苦，脉象洪大，可考虑诊断为心病等。二是根据他脏所主之色、味、脉来确定五脏相兼病。如心病之人，面见黑色，多为肾水凌心等。

《难经》曰："见肝之病，则知肝当传之于脾，故先实其脾气。"这反映了中医"治未病"的思想。中医用五行属性分类和生克关系来预测病情的进退、预后，主要的关键词就是"顺逆"。一般而言，面色、脉象等临床症状的五行属性一致，也就是"顺"，提示病位单一，病情较单纯，治疗相对容易，预后显示良好。若面色、脉象等临床症状的五行属性不一致，也就是"逆"，则提示病情较复杂，病位广泛，治疗相对难，预后可能差。疾病的过程是动态的，所以，中医根据五行分类和生克理论，认为不同脏腑疾病在不同的时日内，可以发生轻、重、进、退等不同的变化，这也是一种疾病预测学。

临床上依据五行相生规律确定的基本治疗原则是补母和泻子，即"虚则补其母，实则泻其子"。依据五行相生规律确定的治法，常用的有滋水涵木法、益火补土法、培土生金法和金水相生法。依据五行相克规律确定的治疗原则是抑强和扶弱。常用治法有抑木扶土法、培土制水法、佐金平木法和泻南补北法。

根据五行的相生相克去制定治法，固然有其合理性。但任何两脏之间既有"相生"也有"相克"，相生和相克可以体现在一脏与多脏或多脏与多脏之间。因此，要灵活机动地看待根据五行相生相克所制定的治法。"虚则补其母，实则泻其子"和"抑强扶弱"更像是一种形象的比喻，或者是一种临床治疗思路的提示，其内在必然的逻辑性并不一定很强。

来源于自然的中药，自然就会有不同的颜色和性味（性指的是寒、热、温、凉；味指的是辛、甘、酸、苦、咸），以色味为基础，可以对各种药物进行五行归类，然后再根据同气相求的原理，推断出每一类药物对不同脏腑经络的亲和性，这就是中药归经的基本理论。

药物色味的五行归类，可以作为治疗脏腑疾病用药的重要依据。也就是，某一药物的色、味与某一脏具有相同的五行属性，则该药物进入体内可直接作用于相应的脏以调整其功能。比如，中药当中的白芍味酸可入肝经补肝阴，朱砂色赤可入心经以镇心安神，石膏色白味辛可入肺经清肺热，白术色黄味甘可入脾经补脾气，玄参、熟地黄色黑味咸可入肾经养肾阴等等。临床上还可以依据五行的相生相克关系来选择用药。如《素问·脏气法时论》曰："肝苦急，急食甘以缓之。"百合固金汤用百合、生地黄、熟地黄滋养肺肾，使金水相生；痛泻要方以白术补脾扶土，白芍柔肝抑木，体现抑木扶土等等。此外，五行的分类对中药的炮制也有着重要的指导意义。如土炒白术可以增强其健脾的作用、盐炒杜仲能增强其补肾的功效等。

中医将喜、怒、忧、思、悲、恐、惊称为七情，七情有着各自的五行五脏归属，各种情志活动之间亦有相互抑制的作用。利用情志活动之间的相互抑制关系，可以达到治疗疾病的目的，即所谓"以情胜情"。

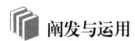

阐发与运用

一、五行互藏理论及其运用

五行互藏，是指五行中的任何一行又都可以分为五行。五行互藏的概念由明·张景岳在《类经图翼·五行统论》中提出："五行者，水火木金土也……第人皆知五之为五，而不知五者之中，五五二十五，而复有互藏之妙焉。"又曰："土之互藏，木非土不长，火非土不荣，金非土不生，水非土不畜，万物生成，无不赖土，而五行之中，一无土之不可也……由此而观，则五行之理，交互无穷。"张景岳又进行例证："木之有津，木中水也；土之有泉，土中水也；金之有液，金中水也；火之熔物，火中水也。夫水为造化之原，万物之生，其初皆水，而五行之中，一无水之不可也。"明代医家赵献可在《医贯》中进一步指出："五行各有五，五五二十五，五行各具一太极，此所以成变化而行鬼神也。""论五行各有五，以火言之……有水中之火，有土中之火，有金中之火，有木中之火……；以水言之……有火中之水，有土中之水，有金中之水，有木中之水……此水中之五行也。明此水火之五行，而土木金可例推矣。"

依据五行互藏理论，五脏之间存在着相互渗透，相互制约和相互资助的关系。张景岳在《脉神章》中曰："凡五藏之气，必互相灌濡，故五藏之中，必各兼五气。"五脏中的每一脏中均含有其他四脏之气，与其中任何一脏都密切相关，也就是说五脏中每一脏的功能均受其他四脏的影响，同时又调控其他四脏的功能，从而共同构成了"五藏互藏"的功能调节的网络结构。《景岳全书》指出："五脏五气，无不相涉，故五脏中皆有神气，皆有肺气，皆有胃气，皆有肝气，皆有肾气。"譬如，神志活动总统于心，而又分属于五脏，在心为神，在肝为魂，在脾为意，在肺为魄，在肾为志；音声出于喉咙，属肺金，然肺金鸣而有五音，分属于五脏，在肝为呼，在心为笑，在脾为歌，在肺为哭，在肾为呻；肾主水，《难经·四十九难》言肾水："入肝为泣，入心为汗，入脾为涎，入肺为涕，自入为唾。"脾为后天之本、气血生化之源，《素问·太阴阳明论》云："脾者土也，治中央，常以四时长四脏。"肝主疏泄，对全身脏腑组织的气机升降出入之间的平衡协调起着重要的调节作用，清·李冠仙《知医必辨》云："凡脏腑十二经之气化，皆必藉肝胆之气化以鼓舞之，始能调畅而不病。"肺主气，通调水道，《素问·五脏生成》云："肺者，气之本也。"《类经·藏象类》云："肺者，五藏六腑之盖也。"肾藏精，为先天之本，肾中阴阳为一身阴阳的根本。

病理情况下，张景岳认为"五藏相移，精气相错"，一脏有病可依五行传化而兼涉其他四脏。《素问·玉机真脏论》云："故病有五，五五二十五变。"如《素问·痹论》载有"五体痹"、

"五脏痹"，认为五脏均有痹证。《素问·水热穴论》提出：水病"其本在肾"，张仲景则认为，水肿病不仅见于肾病，五脏病皆可见，故在《金匮要略·水气病脉证并治》中提出了心水、肝水、肺水、脾水、肾水的不同分类和施治。隋·萧吉《五行大义》云："土能生，即是土也；能容，即是水也；能成，即是木也；能防，即是金也；含阳，即是火也。"谓一行中亦含其他四行之性。钱乙《小儿药证直诀》云："不思乳食，大便青白色，乳食不消，此上实下虚也。更有兼见证，肺睡露睛，喘气，心惊悸，饮水，脾困倦，饶睡，肝呵欠，顿闷，肾不语，畏明。当泻，见儿兼脏，补脾益黄散主之，此二证多病于秋夏也。"吐泻本脾胃病，但此时兼见他脏症状而仍从脾论治，体现了五行互藏的思想。

在临床治疗用药方面，清·岳含珍在《经穴学》中对每个经脉穴位的主治明确提出治疗五脏病的观点。如手太阴肺经太渊穴就可治疗肺之肺病：胸痹逆气，善哕呕，饮水咳嗽，烦闷不眠，肺膨胀，臂内廉痛，乍寒乍热，缺盆中引痛，掌中热，数欠，肩背痛，寒喘不得息，咳血，振寒，咽干；肺之心病：心痛脉涩，狂言口僻；肺之脾病：噫气，上逆，呕血；肺之肝病：目生白翳，眼痛赤；肺之肾病：溺色变，卒遗矢无度。钱乙论治小儿疳积，认为小儿嗜食过度，能容不能化，易发为疳积。小儿疳积多为五脏虚证，肝疳、肾疳、筋疳、骨疳均责之肾虚，水木母子也，肝主筋、肾主骨，肝肾同源，"虚则补其母"，故选用六味地黄丸为通用之品。脾疳、肺疳当责之脾虚，脾属土、肺属金，土生金。土金母子也，"虚则补其母"，脾疳须健运中州，肺疳须培土生金，益黄散乃温运脾虚之良方，稍做化裁，更取良效。总之钱氏指出"疳皆脾胃病"，但除了健运脾胃，补益肝肾、培土生金、泻火安土等也是治疗小儿疳积的主要原则和方法。明代医家周慎斋在《周慎斋遗书》中对不同脏的脾胃虚证提出不同用药，"肝之脾胃虚，气不归肾，八味地黄丸去附子"，"肺之脾胃虚，气不归肾，用生地一两，生姜七钱，同捣烂服之"。《辅行诀脏腑用药法要》指出中药的性味分类也蕴含有五行互藏理论，如"味甘皆属土，人参为之主。甘草为木，大枣为火，麦冬为金，茯苓为水。味酸皆属金，五味为之主。枳实为木，豉为火，芍药为土，薯蓣为水"等。

五行互藏理论拓宽了五行学说的理论内涵，使五行框架不仅仅局限于五行之间的单一联系，而是形成了一种五行之间彼此重叠交叉的立体网络。五行互藏理论使得五行学说可以从更加微观的层次和更加全面的角度，对事物的属性和事物间的联系进行归类、阐释。

二、五行制化与辨证论治

五行制化是五行学说的核心内容，《素问·至真要大论》云："胜至则复……复已而胜，不复则害。"《素问·六微旨大论》曰："亢则害，承乃制，制则生化，外列盛衰，害则败乱，生化大病。"说明五行之间的相生相克达到平衡才能有所生化。五行生克制化规律在中医学中的运用，不仅反映了整体观念，而且说明五脏之间既有相互资生的关系，又有相互制约的关系，同时在病理上也相互影响，发生传变。五行生克制化规律对中医临床的辨证论治具有重要的指导意义。

（一）五行制化与方剂配伍

根据五行相生规律配伍用药，如依据"水生木"，一贯煎中用生地黄、枸杞子等滋补肾水而涵养肝木，是体现"滋水涵木法"的著名方剂，常用于治疗肝肾阴虚，肝失疏泄之证。依据"火生土"，四神丸中用补骨脂温补命门之火以温肾暖脾；五味子丸中用补骨脂、巴戟天温补肾阳以暖脾，以治脾肾虚寒泄泻之证。依据"土生金"，泻白散中用甘草、粳米补脾以扶肺气。依据"金生水"，百合固金汤中用百合、生地黄、熟地黄滋养肺肾，金水相生。麦门冬汤以人参、甘草、粳米、大枣益胃气、养胃阴，使中气充盛，则津液自能上归于肺以润肺燥，以治疗肺胃阴虚之肺痿，是"培土生金法"的常用方。酸枣仁汤重用酸枣仁养血补肝以宁心神，合川芎、知母、茯苓、甘草共奏养血安神、清热除烦之功，主治肝血不足，心失所养，阴虚内热之虚烦不眠，是"补肝养心法"的常用方。

根据五行相克规律配伍用药，如依据"木克土"，痛泻要方中以白术补脾扶土、白芍柔肝抑木；依据"土克水"，实脾散中用附子、干姜、白术、茯苓温阳健脾利水，使脾阳振奋，中焦健运，水湿自化，为培土制水法的著名方剂。依据"金克木"，咳血方（《丹溪心法》）中用青黛、栀子清肝，并以瓜蒌仁、海蛤粉清润肺金以平肝木；依据"水克火"，黄连阿胶汤（《伤寒论》）中以黄连、黄芩清心火，阿胶、鸡子黄补肾水，泻南补北。

（二）名家医案、医话

张仲景《金匮要略·脏腑经络先后病脉证》曰："夫肝之病，补用酸，助用焦苦，益用甘味之药调之。酸入肝，焦苦入心，甘入脾。脾能伤肾，肾气微弱，则水不行；水不行，则心火气盛，则伤肺；肺被伤，则金气不行；金气不行，则肝气盛，故实脾，则肝自愈。此治肝补脾之要妙也。"

李东垣《脾胃论·脾胃胜衰论》中概括了五脏之脾胃病证表现与用药情况。如分为心火不生脾土的心之脾胃病、脾土累及肺金的肺之脾胃病、肝木克伐脾土的肝之脾胃病、肾水反侮脾土的肾之脾胃病。肺之脾胃病常用人参、黄芪、陈皮、白芍、桔梗、桑皮、甘草、木香、槟榔片、五味子、青皮等药物治疗。

《丹溪医案》载："陈状元之弟，因忧愁过度，病咳唾吐血，面色黧黑，丹溪药之，十日不见效。乃谓其兄曰：'此病得之失志。必用喜解。应求一足衣食之地处之，病始可愈。'兄如其言，弟大喜，即时色退，不药而愈。"（按：喜胜忧，即火克金）

张从正《儒门事亲》载："息城司侯，闻父死于贼，乃大悲哭之，罢，便觉心痛，日增不已，月余成块，状若覆杯，大痛不住。药皆无功，议用燔针、炷艾，病患恶之，乃求于戴人。戴人至，适巫者在其傍，乃学巫者，杂以狂言，以谑病者，至是大笑不忍回，面向壁。一、二日，心下结块皆散。戴人曰：《内经》言忧则气结，喜则百脉舒和。又云喜胜悲。《内经》自有此法治之，不知何用针灸哉！适足增其痛耳。"（按：喜胜悲）

明·周慎斋论及肝的五行上下为病时说："木者，火之母也，木浮则火在上而肾水寒；木沉则火在下而肾水温。"肝木不仅可以上承以资心火，亦可下沉资生命火。若肝阳不足则缺春生阳气，母病及子则心阳不足，子病犯母则肾水虚寒（戴永生.五行辨证概说.辽宁中医学院学报，2002，4（3）：217-218.）。

清·叶天士《临证指南医案》中约载88个病证的相关医案，其中有26个病证的77个医案，涉及内、外、妇、儿、五官等科，都不同程度地、自觉或不自觉地采用母病及子、母子相及、相乘、相侮等进行五行辨证（戴永生，傅捷.《临证指南医案》五行辨证案例探析.中华中医药学刊，2008，26（1）：35-36.）。

《临证指南医案》载：

案例一："某，二四，晕厥，烦劳即发。此水亏不能涵木，厥阳化风鼓动，烦劳阳升，病斯发矣。据述幼年即然，药饵恐难杜绝，阴虚阳升。药用熟地4两，龟板3两，天冬1两5

钱，萸肉 2 两，五味 1 两，茯神 2 两，牛膝 1 两 5 钱，远志 7 钱，灵磁石 1 两。"

案例二："钱，胃少纳不饥，土不生金，音低气馁，当与清补。麦冬、生扁豆、玉竹、生甘草、桑叶、大沙参。"

案例三："某，十五，脉数咳血，曾咯腥痰，若作肺痈，体质木火，因烦劳阳升逼肺，肺热不能生水，阴愈专而阳愈炽，故血由阳而出也，当金水同治为主。熟地 4 两、生地 2 两、天冬 2 两、麦冬 2 两、茯神 2 两、龟板 3 两、海参胶 2 两、淡菜胶 2 两、川斛膏 4 两、女贞 1 两 5 钱、北沙参 2 两、旱莲草半两、膠膏丸。"

案例四："张，十九，壮年面色萎黄，脉濡小无力，胃脘痛，情志不适，即发或饮暖酒暂解，食物不易消化，脾胃之土受克，却在肝木来乘，怡情放怀，可愈此病。人参、广皮、半夏、茯苓、苡仁、桑叶、丹皮、桔梗、山栀水泛丸。"

案例五："王，五五，哕逆举发，汤食皆吐，病在胃之上脘，但不知起病之因由，据云左胁内结瘕聚，肝木侮胃，明系情怀忧劳，以致气郁结聚，久病至颇能安谷，非纯补可知，泄厥阴以舒其用，和阳明利其腑，药取苦味之降，辛气宣通矣。川楝子皮、半夏、川连、姜汁、左牡蛎、淡吴萸。"

《未刻本叶氏医案》中有 32 个记录了水不生金、水不养木、肝木侮肺金的案例。如："冯某，诊脉左手平和，尺中微动，右手三部关前动数，尺脉带数，夜卧不寐，昼日咳呛有血，行走则喘促，投益水生金药以制君相火。生扁豆 30g，麦冬 6g，阿胶 6g，川斛 4.5g，生地 6g。连服数剂而愈。"又载："某，肺气从右而降，肝气由左而升，肺病主降曰迟。肝横司曰速，咳为气逆，嗽为有痰，咳未已，乃肝胆木反叩肺金之兆，兼有久寐寤醒，嘈杂如饥，可选清寒滋阴药治疗（戴永生.五行辨证概说.辽宁中医学院学报，2002，4（3）：217-218.）。

清·魏之琇《续名医类案》载："杨贲亨治一贵人，患内障，性暴躁，时时持镜自照，计日责效，数医不愈。召杨诊，曰：公目疾可自愈，第服药过多，毒已流入左股，旦夕间当发毒，窃为公忧之。既去，贵人旦夕视左股抚摩，惟恐其发也，久之目渐愈而毒不作。贵人以杨言不验，召诘之。对曰：医者意也。公性躁欲速，每持镜自照，心之所属无时不在于目，则火上炎，目何由愈？故诡言令公凝神于足，则火自降，目自愈矣。"（按：悲胜怒）

近代名家蒲辅周认为：若脏腑失和，就会发生相侮相贼不自然的病态，这时可用五行进行辨证论治。《蒲辅周医疗经验》中有"急性黄疸性肝炎"的医案，症见面目俱黄，周身困倦，胃脘痞满，纳呆肠鸣，便溏不爽，舌苔黄腻。辨为肝木乘脾土，投胃苓汤、茵陈四苓散、四逆散等实土抑木方而愈。《蒲辅周医案》载："史某，男，1 岁。1963 年 4 月 12 日会诊。病程已越 1 月，初起由发热 10 天始出麻疹，但出之不顺，出迟而没速，低热久稽不退，咳嗽微喘，喉间有痰，不思饮食，大便日行 2~3 次，清稀便色绿，面色黯而颧红，肌肉消瘦，皮肤枯燥，唇舌淡无苔，脉沉迟无力。辨为素体虚弱，正不胜邪，疹毒内陷肺胃。前医过用苦寒伤中，脾阳衰致土不生金，虚阳外浮；救治之法以急扶胃阳为主。处方：炙甘草 10g，炮干姜、党参各 5g，炒黄粳米 15g，大枣 2 枚。2 剂，每剂煎取 120ml，分 6 次送服，每 4h 一次。二诊：服方后稍有转机，思食而苔渐生，脉稍有力。服第 2 剂后手足见润汗，仍咳喘有痰，舌淡苔白，脉沉迟。此胃阳渐复，但正气尚虚，仍宜益气温阳。处方：人参、白术、茯苓各 5g，炙甘草、干姜各 2.5g。2 剂。三诊：服 1 剂体温恢复正常，大便不清稀，便色转正常。食纳渐增，两颧不红；服 2 剂精神亦振，皮肤转润，面色转黄，喉中无痰，轻度咳嗽，舌淡苔黄白腻，脉沉缓转有力。此胃阳已复，肺中虚冷渐化，续以脾胃并调善其后。处方：党参 5g，白术、干姜、炙甘草各 4g，厚朴 5g，法半夏 7.5g，茯苓 10g，薏苡仁 15g，麦芽 7.5g。2 剂后，停药后以饮食调整 1 周而出院。"（按：本案例为过用寒凉伤其脾土，土不生金而致疹毒内陷，先用甘草干姜汤和四君子汤加味；后用理中汤与半夏人参厚朴甘草生姜汤调治脾胃，治愈咳嗽喘息。土生金，培土生金）

秦伯未《谦斋医学讲稿》对脏腑疾病力倡五行辨证。其要点有三：一是以脏腑生理病理为基础；二是要以病因病机为依托；三是要掌握五行规律着重在生克两个系列。在相生辨证中包括母病及子、子盗母气和单纯子病三类，并认为火不生土不仅指命门之火不生脾土，而且也指心火不生脾土。如张仲景治痰饮用苓桂术甘汤。方中用桂枝在于温心阳助脾阳，含有补火生土之义。相克辨证中包括太过乘侮与不及乘侮两大类。如臌胀病就涉及肝、脾、肠、胃等脏腑，其病变过程有木旺乘土、土虚木乘、土实侮木、木虚土侮四种情况。因而治法有别，或疏肝利水，或培土制水，或扶土抑木。有学者指出："临床上运用五行生克学说有其一定的范围和法则，主要是以内脏为基础，从其生理活动和病理变化来观察疾病的性质和传变，从而依据五行生克规律进行治疗。如水不涵木的证候，用滋肾养肝法，但有时因肝虚而累及其子或影响其所克者，又须照顾心或脾胃。再如水肿的形成，或由土不克水，或由火不生土，但已经水湿停留特别是出现泛滥现象的时候，必须利小便或以疏浚为急，不得墨守温肾健脾的治法。所以临床上运用五行生克，决不能机械……少数人离开了实际，空谈五行生克。会使临床上失掉真实价值，必须加以纠正"（戴永生.五行辨治三则例析.中医药学刊，2004，22（5）：805-806.）。

戴永生医案："曹某，女，42 岁。1998 年 1 月 5 日初诊。素体阳盛而性急，偏食辛辣海味。近来突感舌部不适，急去某医院检查发现舌左边有 0.1cm×0.2cm 红色肿块，建议手术切除。患者多虑，而求于中医。证见舌左边有红色肿块如豆大，肿胀有阻塞感，用压舌板触之较坚硬。自觉舌短而难伸，妨碍言语和进食，口苦，夜间少寐，小便黄赤，大便偏干，舌边尖红，苔黄少津，脉弦数。此乃心肝火炽，母子相及而舌络受煎，津伤血稠，瘀血致舌痛。治宜清心凉肝，活血通络，方用导赤散合龙胆泻肝汤加减。药用生地、牡蛎、蒲公英各 20g，木通、丹皮各 12g，淡竹叶、甘草各 6g，丝瓜络、夏枯草各 15g，龙胆草 10g，滑石 30g，薄荷 3g，赤芍 4g。5 剂，每日 1 剂，水煎服，1 日 3 次，每次 200ml 凉服。二诊：服药后，舌边肿块硬度变软变小，口不苦，妨碍语言进食情况改善，但痰多，舌质红中根苔黄，脉弦数，余症同前，前方去滑石，加浙贝母 10g 涤痰、莲芯 3g 清心、穿山甲 2g 散结化块，进服 6 剂。三诊：夜间睡眠改善，二便正常，痰少而舌边肿块消失，舌脉平，守清热凉血通络散结以善其后。药用生地、蒲公英各 20g，木通 12g，淡竹叶、甘草各 6g，丝瓜络、夏枯草、浙贝母、芦根各 15g。再服 6 剂，服完药后再去原医院口腔科复查，舌上无肿块，告愈。"（按：舌边生痛与手少阴心经系舌本，足厥阴肝经挟舌本有关，心火与肝木母子相及而火毒循经上冲，即如《诸病源候论》指出"邪随脉至舌，热气留心，血气壅涩"而成）。方用导赤加龙胆草、夏枯草直清心肝母子之火；赤芍、丹皮凉血化瘀；穿山甲、丝瓜络善通血络，牡蛎、浙贝涤痰散结，切中病机用药，寥寥数剂而舌痛平（戴永生.五行辨治三则例析.中医药学刊，2004，22（5）：805-806.）。

 知识巩固

一、单项选择题（下列五个备选答案中只有一个是最佳或最恰当的答案）

1. 下列事物的五行归属，哪一项是不对的（　　　　）

A. 木—肝、春、东　　　　B. 土—脾、夏、中　　　　C. 金—肺、秋、西

D. 水—肾、冬、北　　　　E. 火—心、苦、南

2. 根据五行的相生规律，肝之"母"是（　　　）

A. 心　　　　　　　　　　B. 肺　　　　　　　　　　C. 脾

D. 肾　　　　　　　　　　E. 胆

3. 五行制化是指五行之间的哪一种关系（　　　）

A. 相生　　　　　　　　　B. 相克　　　　　　　　　C. 既相生又相克

D. 既相乘又相侮　　　　　E. 乘侮相制

4. "见肝之病，知肝传脾"，从五行之间的相互关系看，是属于（　　　）

A. 木疏土　　　　　　　　B. 木克土　　　　　　　　C. 木乘土

D. 木侮土　　　　　　　　E. 土侮木

5. 脾病及肾，体现的关系是（　　　）

A. 母病及子　　　　　　　B. 子病及母　　　　　　　C. 相乘传变

D. 相侮传变　　　　　　　E. 母子同病

6. 心肾不交证适用以下哪一种治法（　　　）

A. 泻南补北　　　　　　　B. 培土生金　　　　　　　C. 益火补土

D. 滋水涵木　　　　　　　E. 金水相生

7. 适用"泻子"法治疗的病证是（　　　）

A. 肝火犯胃　　　　　　　B. 心火灼肺　　　　　　　C. 肝脾不调

D. 肝火犯肺　　　　　　　E. 心肝火旺

8. 先有肾水不足，不能滋养肝木，从而形成肝肾阴虚，肝阳上亢，这种疾病的传变称为
（　　　）

A. 相克　　　　　　　　　B. 子病犯母　　　　　　　C. 相乘

D. 相侮　　　　　　　　　E. 母病及子

9. 一妇人因思虑过度，已失眠两年，用以情胜情之法治疗，则是（　　　）

A. 怒胜思　　　　　　　　B. 喜胜忧　　　　　　　　C. 悲胜怒

D. 恐胜喜　　　　　　　　E. 思胜恐

10. 下列各项中，归属于五行之"金"的是（　　　）

A. 筋　　　　　　　　　　B. 脉　　　　　　　　　　C. 肉

D. 皮　　　　　　　　　　E. 骨

二、多项选择题（下列五个备选答案中有二个或二个以上的正确答案）

1. 下列除哪项外，均属五行理论在情志病治疗中的具体应用（　　　）

A. 思胜恐　　　　　　　　B. 惊胜思　　　　　　　　C. 悲胜怒

D. 怒胜忧　　　　　　　　E. 恐胜喜

2. 属于木系统的有（　　　）

A. 东方　　　　　　　　　B. 青色　　　　　　　　　C. 肝胆

D. 筋　　　　　　　　　　E. 酸

3. 属于土系统的有（　　　）

A. 甘　　　　　　　　　　B. 肌肉　　　　　　　　　C. 黄色

D. 长夏　　　　　　　　　E. 骨

4. 根据五行学说推断，下列哪些征象可作为肾病的诊断依据（　　　）

A. 面见黄色　　　　B. 口味苦　　　　C. 耳鸣耳聋

D. 二便不利　　　　E. 牙齿枯槁

5. "土曰稼穑"是指土具有（　　　）

A. 生化作用　　　　B. 滋润作用　　　　C. 承载作用

D. 收敛作用　　　　E. 受纳作用

答案（内容请扫二维码）

 古代文献选录（内容请扫二维码）

 现代研究进展（内容请扫二维码）

第四章 藏 象

问题导学

1. 如何理解中医所谓的脏腑是一个"道器合一"的概念？
2. 如何理解藏象学说最显著的特点是以五脏为中心的整体观？
3. 为什么说脏腑功能活动的本质是气的升降出入运动？

第一节 藏 象 概 述

知识概要

"藏象"一词，首见于《素问·六节藏象论》。藏：①藏器：具有不同功能的实质性器官。属"形藏"，也即"脏腑"。②藏气：不指实质性的藏器，而是人体一身之气运动变化状态的一种抽象，不同藏的名称只不过是机体气运动的不同状态的代名词而已。此藏但藏无形之气，并与天地之气相应，且生喜、怒、忧、思、悲、惊、恐等情志活动。象：①脏腑的外在形象；②表现于外的生理病理征象；③与外在自然环境的事物和现象类比所获得的比象。"心者，……为阳中之太阳，通于夏气"（《素问·六节藏象论》）、"五脏应四时，各有收受"（《素问·金匮真言论》）等。

藏象的一般性概念：藏于体内的具有不同活动规律的内脏及其表现于外的解剖形态、生理病理征象及与自然界相应的事物与现象，其中还蕴含着社会历史之象和文化哲学之象。藏象反映了内在脏腑的机能变化，并成为推论或断定脏腑机能变化的依据，《灵枢·本脏》曰："视其外应，以知其内脏，则知其所病矣。"

中医脏腑的概念尽管有着古代解剖学的基础，也指具有不同功能的实质性器官，但其内涵却是一个形态结构与生理功能、病理变化及自然社会外象等相统一的综合概念。中医脏腑的名称虽与西医基本相同，但其概念并不完全一致。中医某一脏腑的功能可以包含西医数个器官的功能；而西医某一器官的功能，又可以分散在中医的数个脏腑之中（表4-1）。

表 4-1 中医脏腑与西医器官（系统）

	神经系统	心血管及血液系统	呼吸系统	消化系统	运动感觉系统
心	藏神	主血脉	主血脉	与小肠相表里	主血脉
脾	主升清	主统血	主运化、主升清	主运化	主四肢、肌肉
肝	主疏泄、调畅情志	主疏泄、主藏血	主疏泄、调节气机	主疏泄、促进脾胃运化	主筋，其华在爪

续表

	神经系统	心血管及血液系统	呼吸系统	消化系统	运动感觉系统
肾	藏精生髓	主髓	主纳气	水火之脏，为胃之关	主骨
肺	主治节	朝百脉	主气	与大肠相表里	在体合皮

　　以"天人相应"理论为基础，藏象学说从宏观角度，探讨了人与自然、社会的整体性；又从微观角度阐释了人体形态与功能、生理与病理、物质与精神等之间的复杂联系，从而最终揭示人体生命现象和活动的本质。藏象学说的形成与古代解剖学知识的积累、长期对人体生理病理现象的观察、反复的医疗实践以及治疗效应反证、古代哲学思想的渗透等有关。藏象学说的特点是以五脏为中心的整体观。

第二节　脏　　腑

 知识概要

　　五脏六腑功能总结见表4-2。

表4-2　脏腑生理功能与特性

脏腑	生理功能与特性
心与小肠	心：君主之官，主血，藏神，在体合脉，其华在面，在志为喜，开窍于舌，在液为汗。心的生理特性：心气通明、心火宜降 小肠：受盛化物，泌别清浊，小肠主液 心与小肠相表里，心为丁火，小肠为丙火。心与小肠在季应夏
肺与大肠	肺：相傅之官，主宣发肃降，主气司呼吸，通调水道，朝百脉，主治节，宣发卫气。藏魄，在体合皮，其华在毛，在志为悲，开窍于鼻，在液为涕，喉为门户。肺的生理特性：肺为娇脏、肺气宣降 大肠：传导糟粕。大肠主津 肺与大肠相表里，肺为辛金，大肠为庚金。肺与大肠在季应秋
脾与胃	脾：仓廪之官，后天之本。主运化，主升清，主统血。藏意，在体合肌肉，主四肢，在志为思，开窍于口，其华在唇，在液为涎。脾的生理特性：脾气宜升、喜燥恶湿 胃：受纳腐熟，以降为和 脾与胃相表里，脾为湿土，胃为燥土。脾胃在季应长夏
肝与胆	肝：将军之官，主疏泄，主藏血。藏魂，在体合筋，其华在爪，在志为怒，开窍于目，在液为泪。肝的生理特性：肝气升发、喜条达而恶抑郁、肝为刚脏 胆：贮存和排泄胆汁 肝与胆相表里，肝为乙木，胆为甲木。肝与胆在季应春
肾与膀胱	肾：伎巧之官，先天之本，主藏精，主水，主纳气。藏志，在体合骨，主骨生髓，在志为恐，开窍于耳及前后二阴，其华在发，在液为唾。肾的生理特性：肾气封藏 膀胱：贮存和排泄尿液 肾与膀胱相表里，肾为癸水，膀胱为壬水。肾与膀胱在季应冬
三焦	三焦的生理功能：一是通行元气，二是为水液运行的通道，水液代谢的协调平衡，称作"三焦气化"。三焦能主持诸气，总司全身的气机和气化。三焦的生理特性："上焦如雾"、"中焦如沤"、"下焦如渎"

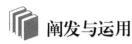 **阐发与运用**

一、脾胃枢纽论及其临床运用

（一）脾胃是人体气机升降出入的枢纽

脾胃为后天之本、气血生化之源，又位居中焦，通连上下，因此，脾升胃降是人体气机升降出入的枢纽。脾胃对各脏之间气机的运转和协调，起着重要的中轴转枢作用。朱丹溪《格致余论》曰："脾居坤静之德，而有乾健之运，故能使心肺之阳降，肾肝之阴升，而成天地之交泰，是为无病之人。"黄元御在《四圣心源》中论述："人秉天地之阴阳而生，阴阳之交，是谓中气。中气左旋，则为己土，己土为脾，脾土左旋，谷气归于心肺，升发之令畅，肾水温生而化肝木，肝藏血，肝血温升，升而不已，温化而为心火；中气右转，则为戊土，戊土为胃，胃土右转，谷精归于肾肝，收敛之政行，心火清降而化肺金，肺藏气，肺气清降，降而不已，清化为寒，则生肾水。"其中中气为阴阳升降的枢轴，肝、心、肺、肾为四维，四脏的生理功能在脾胃中气的协调作用下，使得脏腑气机阴阳升降有序，从而脏气相互资生，功能相互引发。《四圣心源》说："脾为己土以太阴而主升，胃为戊土以阳明而主降，升降之权，则在阴阳之交是谓中气。胃主受盛，脾主消化，中气旺则胃降而善纳，脾升而善磨，水谷腐熟，精气滋生，所以无病。脾升则肾肝亦升，故水木不郁；胃降则心肺亦降，故金火不滞。火降则水不下寒，水升则火不上热，平人下温而上清者，中气之善运也。"若中气衰，则脾胃不运而湿盛，水泛土湿，肝木横塞而不达，戊土不降，火金上逆，己土不升，则水木下陷。张琦《素问释义·玉机真脏论》注云："五脏相通，其气之旋转本有一定之次……其左右之行，则水木左升，火金右降，土居中枢，以应四维……中枢旋转，水木因之左升，火金因之右降。"

彭子益在《圆运动的古中医学》一书中提出圆运动为自然、生命正常运化的基本模式，"中气"对沉浮升降圆运动起到调控作用，提出"中气四维轴轮互运而成圆运动"。脾胃中气如轴，四维如轮，中气左旋，则木火（肝心）左升，中气右转，则金水（肺肾）右降，轴轮协同作用，轴运则轮行，轮运则轴灵，二者作用密不可分，共同维系圆运动的正常进行。若中气不运，火气宣通于上，水气封藏于下，木气疏泄于左，金气收敛于右，四方的作用各走极端，则内之轴不旋转，外之轮不升降，而不成其圆运动，故造化隧息，疾病相生。李东垣认为脾胃是心、肺、肝、肾四脏生理功能的中心。脾胃健旺则四脏安，脾胃虚则病及四脏。脾胃同居中州，是气机升降出入的枢纽；在中焦的气机升降中，脾主升，胃主降，形成斡旋，且脾胃为后天之本，为全身气化之动力源泉。它既可引肾水上济心火，又可引心火下温肾水，以助心肾相交；还可引肝升之气克制肺降之气，亦可引肺降之气克制肝升之气。故《医门棒喝》云："升则赖脾气之左旋，降则赖胃气之右转。"黄元御认为脾胃中气乃五脏生理功能之源。土气升降周旋，而化生五味、五情、气血、阳神、阴精。土气中郁传于四脏，而作酸、苦、辛、咸诸味。土气回周而变化，应于四脏，升为得位，降为失位，得位则喜，未得则怒，失位则恐，将失则悲。水谷入胃，经脾阳磨化，精华上奉，而生气血。肝藏血，肝血温升，则化阳神；肺统气，肺气清降，则产阴精。脾胃受纳运化功能正常，水谷精微充盛，营卫方能协调，五脏始得安和。肝之升发、肺之肃降、心火下降、肾水上腾、肺主呼气、肾主纳气等，无不配合脾胃以完成其升降运动。若脾胃的升降出入失常，则清阳之气不能敷布，后天之精不能归藏，饮食水谷无法摄入，废浊糟粕无法排出，继而可变生多种病证。黄元御《四圣心源》曰："中气衰则升降窒，肾水下寒而精病，心火上炎而神病，肝木左郁而血病，肺金右滞而气病……四维之病，悉因于中气。中气者，和济水火之机，升降金木之轴。"

（二）临床实践指导意义

黄元御根据脏腑的寒热及其气机升降属性，提出："脾升则肾肝亦升，故水木不郁；胃降则心肺亦降，故金火不滞。火降则水不下寒，水升则火不上热。"在临证治疗中，黄氏创立了多首方剂，如黄芽汤、地魄汤、天魂汤及乌肝汤等，以调整脏腑气机的逆乱及脏腑间功能的失衡。针对不同脏腑的虚实寒热，黄氏总结了诸多特色的对药配伍，例如，对于脾胃中气治疗，以人参、干姜崇阳补火，以茯苓、甘草培土泻水；肾水下寒，以附子、川椒温肾；肝血左郁，以桂枝、丹皮疏肝；肺气右滞，以陈皮、杏仁理肺；君相火升泻，以麦冬、芍药双清君相之火；肝郁胆火，以柴胡、黄芩、芍药清泻肝胆；血枯木燥，以首乌、芍药、阿胶、当归、生地黄养血滋肝等。人身中气如轴，四维如轮。轴运则轮行，轮运则轴灵。彭子益认为治法无非三法：一是运轴以行轮，二是运轮以复轴，三是轴轮并运。临证当体察病者身体整个气机的圆运动如何不圆，进而推导病机，定方以补救其圆满。若中气大虚，中土不运，湿寒内盛，则以理中汤，温中燥湿，运轴以行轮；若中气虚，肺经金气不降，以麦门冬汤，补中润肺降逆；若中气虚，胆经相火不降，以小建中汤，补中气，降胆经相火，轴轮并运；若肝血虚，肝经木气不升，以当归生姜羊肉汤，温润胆经，以复中气；肾经水气不升，肝失疏泄，以肾气丸，补水中之火，补肾滋肝除湿；若心经火气不降，动而上逆，则以泻心汤，降心火，肃肺气，复中气，运轮以复轴（张宏瑛.以脾胃中气为中心的生理病理观三家言.浙江中医杂志，2011，46（9）：666-668.）。

基于脾胃是人体气机升降出入的枢纽，脾升胃降失常常可影响其他脏腑功能，五脏气机升降失常的病证，往往可以通过治疗脾胃而获效。周慎斋《慎斋遗书》曰："诸病不愈，必寻到脾胃之中，万无一失。"

如温补中州，交通心肾。李东垣《医学发明》中三才封髓丹（天冬、熟地黄、人参、黄柏、砂仁、甘草）为"降心火，益肾水"而设，而制方则苦寒与辛甘温并用，用黄柏之苦寒坚肾清火，天冬、熟地黄滋肾阴，人参、甘草温补脾胃，用砂仁行脾胃之气。其人参、砂仁、甘草的用药目的，在于通过脾胃之气的健运，使肾精下泄之证得以治疗。本方不单治遗精、下泄之证，凡属心肾不交，水火不济的病证，皆可使用（贺娟.论"脾胃为人体气机运行的枢纽"的理论与实践意义.北京中医药大学学报，2010，33（4）：234-236，256.）。

再如畅达脾胃，升降金木。汪讱庵《医方集解》载七气汤，治疗"七情气郁，胸满喘急"证，即肝气郁结不升、肺气失降的喘证，但其用药为半夏、厚朴、茯苓、紫苏、生姜、大枣。根据1990年版《中药大辞典》，方中除紫苏、生姜外，其余均非升肝气、降肺逆之品，而是皆入脾胃之经。考其用药目的，亦不外通过脾胃之气的调畅，而使木气得疏，金气得降。《太平惠民和剂局方》所载逍遥散，本为肝郁气滞所设，而方中用茯苓、白术、生姜、甘草等温补中土。罗天益《卫生宝鉴》所载人参蛤蚧汤治疗肺虚气逆咳喘，用了大量补益脾气的人参、茯苓、甘草。茵陈蒿汤治疗的黄疸，后世医家皆以"土壅侮木"分析其病机，认为湿热熏蒸肝胆，使肝胆疏泄失常，胆汁外溢，形成黄疸，如黄元御曰："黄疸者，土湿而木郁，木主五色，入土则化黄……，风木不郁不成黄疸也。"治以清热利湿、健脾调肝。张仲景在《伤寒论》中不仅将黄疸归入阳明经病中，而且在治疗的主要方药茵陈蒿汤中用大黄行胃腑之气等等，其原理皆为通过调脾胃之气治疗五脏气机运行失常（贺娟.论"脾胃为人体气机运行的枢纽"的理论与实践意义.北京中医药大学学报，2010，33（4）：234-236，256.）。

二、心藏神理论的形成背景

（一）古代哲学文化的影响

古代哲学对中医学理论的构建形成具有重要的渗透和指导作用。先秦哲学家通过对人体精神意识思维活动的发生进行探索，认为心是主宰人体思维活动的器官，心有认知思维的功能且与生俱来。《荀子·解蔽》曰"心生而有知"、"心者，形之君也而神明之主"。《荀子·天论》曰："耳目口鼻形能各有接而不相能也，夫是之谓天官。心居中虚，以治五官，夫是之谓天君。"《老子》曰："不见可欲，使民心不乱。"《论语·为政》曰："七十而从心所欲。"《孟子》曰："心之官则思，思则得之，不思则不得也。"

（二）古代政官体制的影响

古人通过解剖对心的形态和位置进行了如下描述：《难经·四十二难》曰："心重十二两，中有七孔三毛，盛精汁三合，主藏神。"王冰注释曰："心形如未敷莲花，中有九空，以导引天真之气，神之宇也。"《类经图翼》曰："心居肺管之下，膈膜之上，附着脊之第五椎，心象尖圆，形如莲蕊，其中有窍，多寡不同，以导引天真之气，下无透窍，上通乎舌，共有四系，以通四脏。心外有赤黄裹脂，是为心包络，心下有膈膜与脊胁周回相着，遮蔽浊气，使不得上熏心肺，所谓膻中。"通过解剖，古人认为心的地位和职能都符合"天子必位于地中"的礼制观念。《管子·心术上》曰："心之在体，（犹）君之在位也。"《孟子·告子上》曰："心者，形之君也，而神明之主也。"既然心为君主之官，因此，人体的精神意识思维活动亦由心所主。

（三）基于古人对人体生理病理的独特认识和方法

古代中医认识人体和诊察疾病的基本方法是由表及里、司外揣内。在长期的生活和医疗实践中，古人体验到精神刺激可以影响心的活动，如人受到突然惊吓会出现心悸，心跳的停止会导致意识的丧失等等。中医还认识到，精神神志活动的物质基础是气血，《灵枢·营卫生会》曰："血者，神气也。"《灵枢·本神》曰："心藏脉，脉舍神。"中医临床观察到，心的功能正常，则人精神饱满、神志清晰、思维敏捷、反应灵敏。如果心的功能失调，则可出现心悸心烦、失眠多梦、神志不宁，甚至狂躁谵语；反应迟钝、健忘、精神萎靡、嗜睡、意识朦胧，甚至昏迷、不省人事等神志活动异常的症状。"心藏脉，脉舍神"还说明心主血脉的功能与精神神志活动密切相关。心主血脉功能正常才能保持良好的精神状态；精神心理的变化如紧张、焦虑、愤怒等可影响心主血脉的功能，出现面色、脉象以及胸部感觉等方面的异常。

（四）临床疗效的反证

临床上心气虚、心阳虚、心阴虚、心血虚、心火亢盛、痰蒙心窍、痰火扰心等病证往往出现精神情志方面的病理变化，而采用益心气、养心血、温心阳、清心火、化痰开窍等治法方药都能显著改善上述的病理变化。常用方剂如朱砂安神丸、犀角地黄丸、安宫牛黄丸、至宝丹、紫雪丹、天王补心汤、安神定志丸、清宫汤、清营汤、苏合香丸、导痰汤、礞石滚痰丸等。采用针灸治疗则多取手足少阴经、手厥阴经腧穴，如神门、内关、三阴交、心俞等。

　　事实上，中医自先秦以来对人脑的解剖和生理功能的认识都是相当细致而精确的，也充分认识到脑与精神情志活动的关系密切。《灵枢·动输》曰："胃气上注于肺……上走空窍，循眼系，入络脑。"《灵枢·五癃津液别》曰："五谷之津液和合为膏者，内渗于骨空，补益脑髓。"《灵枢·经脉》曰："人始生，先成精，精成而脑髓生。"《素问·五脏生成》曰："诸髓者皆属于脑。"《素问·脉要精微论》曰："头者精明之府……夫精明者，所以视万物，别白黑，审短长。"《灵枢·海论》曰："脑为髓之海……髓海有余，则轻劲多力，自过其度；髓海不足，则脑转耳鸣，胫酸眩冒，目无所见，懈怠安卧。"《灵枢·大惑论》曰："裹撷筋骨血气之精而与脉并为系（眼系），上属于脑，后出于项中。"《医宗金鉴》曰："巅者，头顶也……一名天灵盖，位居至高，内函脑髓如盖，以统全体者也。"《灵枢·本脏》又曰："志意者，所以御精神，收魂魄，适寒温，和喜怒者也……志意和则精神专直，魂魄不散，悔怒不起，五脏不受邪。"显然，《灵枢·本脏》中所论的"志意"，应该是指精神神志，有统管五脏的作用，由脑所主。

　　道家对脑的功能的认识也颇为深刻，《三光经》曰："泥丸者，体形之上神也。"《黄庭内景经》曰："一面之丸者，体形之上神也。"又曰："脑神精根字泥丸。"《颅囟经·序》曰："太乙元真，在头曰泥丸，总众神也。得诸百灵，以御邪气，陶甄万类，以静为源。"道家对"泥丸"即脑的功能甚为重视，认识到脑为人生命活动的中枢，能够产生精神意识思维。道家对脑的认识也深深影响到医学理论的构建，从上述《内经》中的有关论述可以发现，尽管《内经》认为"心藏神"，但也非常重视脑与精神神志的关系。明代医家李梴在《医学入门》中首先将心分为"血肉之心"和"神明之心"。所谓"血肉之心"是指位于胸中之心脏，而"神明之心"则无具体形态，是指主宰人体生命活动的功能。在中医学发展史上，明确提出脑主神明理论的是明代医家李时珍，"鼻气通于天，天者头也，肺也，肺开窍于鼻而阳明胃脉环鼻而上行，脑为元神之府，而鼻为命门之窍……"（《本草纲目》），即"脑为元神之府"说。但李时珍本人也持"心主神明"论，如"心，藏神，为君火"、"山药，镇心神，安魂魄，主健忘，开达心孔，多记事"（《本草纲目》）。其后如明·王惠源将人的视觉、嗅觉、听觉、味觉等功能归属于脑，如"耳目口鼻之所导人，最近于脑，必以脑先受其象明而觉之，而寄之，而存之也"（《医学原始》），明·喻嘉言《寓意草》曰："头为一身之元首……身中万神集会之所。"以及清·王清任在《医林改错》中提出的"脑髓说"（"灵机记性在脑者，因饮食生气血，长肌肉，精汁之清者，化而为髓，由脊骨上行入脑，名曰脑髓。盛脑髓者，名曰髓海"、"无记性者，脑髓未满；高年无记性者，脑髓渐空"）都是对李时珍"脑为元神之府"理论的不断丰富和补充。至清末民初张锡纯提出了心脑共主神明理论，"人之神明，原在心与脑两处；神明之功用，原心与脑相辅而成"、"脑中为元神，心中为识神。元神者无思无虑，自然虚灵也；识神者有思有虑，灵而不虚也"、"神明之体藏于脑，神明之用发于心"（《医学衷中参西录》）。

　　由上述可知，中医并不是没有认识到脑与精神情志活动的密切关系，心藏神与脑主神明是协调一致的。更为重要的是，从心藏神理论，我们可以进一步认识到：①中医"心"的藏象内涵包括了解剖学知识、病理生理学知识、社会历史文化背景知识及哲学思辨内容等，"心"是某一类功能的概括或归类标记。②中医将现代医学中脑的功能归属于心，而分属于五脏。人体精神意识思维活动的调节是以心脑为主的，多脏腑相互协调的共同作用。③"心藏神"理论的存在是临床的有效实践赋予了其合理性和科学性。

三、肝主疏泄解析

　　《内经》中虽未明确提出"肝主疏泄"，但在多处论述了肝气具有升发、条达、舒畅的特性。如《素问·五常政大论》云："木曰敷和"；"敷和之纪，木德周行，阳舒阴布……其性随，其用曲直……其政发散……其藏肝"；"苍气达，阳和布化，阴气乃随，生气淳化，万物以荣，其化生，其气美，其政散，其令条舒"。王冰注曰："敷和，敷布和气，物以生荣。"《素问·五运行大论》云："东……风……木……在藏为肝……其德为和，其用为动……其政为散，其令宣发……""疏泄"作为一个整体名词术语出现，最早也见于《内经》。《素问·五常政大论》曰："发生之纪，是为启陈，土疏泄，苍气达。"但"土疏泄，苍气达"说明的是肝脾之间的生理病理联系，并不同于后世所言的肝主疏泄。《内经》以降，历代医家多用"升散"、"生发"和"有余"、"不足"来概括肝的生理病理，至元·朱震亨在《格致余论·阳有余阴不足论》中才特别提到了："主闭藏者，肾也，司疏泄者，肝也。二脏皆有相火，而其系上属于心。心，君火也，为物所感则易动，人动则相火亦动，动剧精自走，相火翕然而起，虽不交会，亦暗流而疏泄矣。"显然，朱氏是基于相火论而提出"疏泄"一词的，而且概念内涵比较模糊，并不是专指肝的生理特性和功能。随后，明代医家薛立斋在《内科摘要·卷下》将"司疏泄者肝也"改为"肝主疏泄"。但真正将肝主疏泄作为一个完整概念提出来的，是清·陈梦雷在《图书集成医部全录》卷九十六《素问·平人气象论》"藏真散于肝"句下的注，其曰："肝主疏泄，故曰散。"由此明确提出了"疏泄"为肝的生理特性。清代医家黄元御在《四圣心源·消渴篇》中又云："厥阴风木与少阳相火为表里……凡木之性专欲疏泄。"

　　肝主疏泄实际上具有四层含义：一是说明肝的生理特性，即升发条达舒畅；二是概括肝的生理功能；三是阐释肝的病理变化；四是揭示肝病治法。

　　肝主疏泄有利于脏腑的生理活动，对于运行气血、调节情志、促进脾胃运化、排泄胆汁、通利三焦水道、促进男女生殖等具有至关重要的作用。此外，肝气条达还能疏散外邪。《灵枢·师传》云："肝者，主为将，使之候外。"《针灸甲乙经》曰："五脏六腑肝为之将。"肝主疏泄可敷布阳和之气以运行全身，发挥防御外邪的功能。外感之证可从肝论治，如张景岳治外感的代表方剂正柴胡饮（柴胡、白芍、陈皮、防风、甘草、生姜）。《知医必辨》曰："故凡脏腑十二经之气化，皆必藉肝胆之气化以鼓舞之，始能调畅不病。"肝主疏泄关系到人体气机的调畅，气化的过程，因此，肝主疏泄可以理解为是对人体脏腑功能活动基本形式的一种高度概括。

　　肝主疏泄功能失常必然直接影响到其他脏腑的功能。《知医必辨》云："人之五脏，惟肝易动难静。其他脏有病，不过自病……惟肝一病，即延及他脏。"黄元御《四圣心源》曰："风木者，五脏之贼，百病之长。凡病之起，无不因于木气之郁。"沈金鳌《沈氏尊生书》云："一阳发生之气起于厥阴，而一身上下，其气无所不乘，肝和则生气，发育万物，为诸脏之生化，若衰与亢，则能为诸脏之残贼。"叶天士《临证指南医案》云："郁则气滞，其滞或在形躯，或在脏腑，必有不舒之现症。盖气本无形，郁则气聚，聚则似有形而实无质，如胸膈似阻，心下虚痞，胁胀背胀，脘闷不食，气瘕攻冲，筋脉不舒。"《古今医统大全》云："郁为七情不舒，遂成郁结，既郁之久，变病多端。"肝失疏泄，气血违和，易乘土、刑金、冲心、耗肾等。因此，治疗五脏之病时不忘调理肝气，复其疏泄之功，是中医治病求本思想的具体体现。

　　就治疗而言，《素问·脏气法时论》云："肝苦急，急食甘而缓之，肝欲散，急食辛以散之。"《素问·六元正纪大论》云"木郁达之"，达，即疏泄、疏达之意。可见，对肝病的治疗多用缓和、散发、条达的方法，以恢复肝气条达、舒畅之本性。周学海《读医随笔》曰："大抵肝虚而力不能舒，或肝郁而力不得舒，日久遂气停血滞，水邪泛滥，火势闪灼而外暴矣。"王氏论述了数十种肝病治法，又以"疏肝理气"、"疏肝通络"、"柔肝"、"缓肝"、"培土泄木"、"泄肝和胃"、"抑肝化肝"、"平肝散肝"等最为重要。肝疏泄功能失常主要表现为太过和不及两种病理变化。疏泄太过，则为肝气逆，治宜柔肝降逆，调理气机。常用药物有白芍、当归、枸杞子、首乌、沉香、枳实、木香、代赭石等。肝体阴而用阳，肝疏太过，可使肝血暗伤，血虚则气更逆，故用白芍、当归、枸杞子、首乌等养血柔肝，以强肝体；沉香、枳实、木香、代赭石等平冲降逆，以复肝用。疏泄不及，则肝气郁。气郁当疏，故治宜疏肝解郁，调畅气机。常用香附、郁金、苏梗、青皮、橘叶、柴胡等药疏肝调气，顺其条达之势，发其郁遏之气，以复肝用。并可配入白芍、甘草等柔肝敛阴以补肝体，共奏疏肝调气之功效，使肝气条达、疏泄得宜。

四、肾之藏泄与肾主纳气

（一）肾之藏泄

《素问·六节藏象论》云："肾者，主蛰，封藏之本，精之处也。"王冰注曰："地户封闭，蛰主深藏，肾又主水，受五藏六腑之精而藏之，故曰肾者主蛰，封藏之本，精之处也。"《医部全录》云："冬令之时阳气封闭，蛰虫深藏，肾主冬藏，故为蛰封藏之本。"《素问·上古天真论》云："肾者，主水，受五脏六腑之精而藏之。"藏精是五脏的共性，五脏皆贮藏精气。《内经》在五脏皆藏精的前提下又单独提出肾藏精，在于强调肾所藏之精与其他脏腑所藏精有所不同，特别是涉及所谓的生殖之精，这是肾藏精的立论依据。各脏腑之精在维持脏腑各自活动的前提下，富余之精由经脉的转运而藏之于肾，成为肾所藏之精的一部分，此即肾"受五脏六腑之精而藏之"。由此也说明，肾和其他脏腑在精的贮藏、转输及相互调节方面是动态的、多向性的。肾藏精依赖于肾气的伏蛰封藏作用。肾气的封藏作用不仅能封藏本脏之精，而且对其他脏的藏精功能具有统摄和调控作用，也就是说，肾的封藏特性体现在全身的脏腑功能活动之中。凡人体潜藏、摄纳、封闭的各种生理功能，必与肾之封藏相关。肾气封藏对维持正常的生命活动具有极为重要的作用，这也是"五脏之虚，穷必及肾"和"肾虚必及全身"观点的理论基础。

排泄是肾的另一重要功能。肾的排泄包括泄精与泄浊两方面。

（1）泄精。泄精是肾的封藏固摄与激励推动作用矛盾运动的结果。总体而言，精气宜藏而不宜过多耗泄。但《素问·灵兰秘典论》又云："肾者，作强之官，伎巧出焉。"说明因为人类生命繁衍的需求，肾精必须外泄。《素问·上古天真论》论男子："二八，肾气盛，天癸至，精气溢泻，阴阳和，故能有子。"论女子："二七，而天癸至，任脉通，太冲脉盛，月事以时下，故有子。"肾泄之精，男女有别，女性表现为有规律的月经来潮和排卵，所以，肾精外泄也是脏腑精气充盈，性成熟的标志。此外，肾泄精还体现在输精于脏腑。《医原》曰："肾中真阳之气，氤氲煦育，上通各脏腑之阳；而肾中真阴之气，即因肾阳蒸运，上通各脏腑之阴。"《类经附翼》云："五脏之阴气，非此不能滋；五脏之阳气，非此不能发。"所以，肾所藏先天之精和脏腑之精是脏腑活动的源泉与动力，肾中阴阳为人身阴阳之根本。

（2）泄浊。《素问·生气通天论》云："清阳出上窍，浊阴出下窍。"浊阴主要是指饮食水谷之糟粕和脏腑活动后的代谢废物。前后二阴是排泄这些废物的主要途径。肾开窍于前后二阴，故有司泄浊之职。肾之泄浊，需阳气鼓舞，阳气充盛，二阴开合有度，气化有常。肾阳不足，气化无权，开合不利，浊气滞留，可导致淋证、癃闭、水肿、便秘等。

肾主封藏又司排泄，二者须协调统一，相辅相成。治疗肾的病证应重视藏泄平衡。封藏失职而妄泄，复其封藏，妨其排泄；排泄障碍者，助其排泄，而不损其藏。如此则藏泄各得其宜。六味地黄丸的组成充分体现了这一点。方中熟地黄、山药、山萸肉滋阴填精益肾，茯苓、泽泻、丹皮泄肾浊，《绛雪园古方选注》曰："泽泻味咸入膀胱，开气化之源……丹皮味辛入胆，清中正之气……茯苓味淡入胃，利入出之器。"又如滋肾通关丸，方中以知、柏滋阴清热，助用肉桂以化气排浊，用治热结阴伤之小便不通之证。此外，邪气内扰，当泻不泻则精气壅郁，其病属实，治当疏泻通利。如湿热、火热之邪扰动精室之遗精，治以清热利湿、泻火，即可固精止遗。总之，肾既能封藏又能排泄，肾病往往出现藏泄失常，二者虽各有侧重，但常并存。所以治肾重在通过补虚和泻实，葆精泄浊，恢复藏泄平衡。

（二）肾主纳气

肾主纳气理论肇始于《内经》，《内经》首先指出了肺肾之间的经脉联系，如"肾足少阴之脉……其直者，从肾上贯肝膈，入肺中"（《灵枢·经脉》），"少阴属肾，肾上连肺，故将两脏"（《灵枢·本输》），"少阴脉贯肾络肺"（《素问·病能论》），"少阴者，冬脉也，故其本在肾，其末在肺"（《素问·水热穴论》）。其次，认为喘咳等病证与肾关系密切。如《素问·逆调论》曰："肾者，水脏，主津液，主卧与喘也。""少阴者肾也……诸阳气浮，无所依从，故呕咳上气喘也"（《素问·脉解》），《素问·示从容论》明确指出，若肾气亏虚不能潜藏于下而上逆影响到肺，就有可能产生气喘、咳嗽等症，即"咳嗽烦冤者，是肾气之逆也"。

东汉·张仲景以肾气丸主治肾阳不足、水饮上泛所致的短气微饮，开创了补肾治喘的先河。南宋·杨士瀛进一步认识到"肾虚不能收气归元"是喘证形成的病机，治疗上主张"凡咳嗽暴重，动引百骸，自觉气从脐下逆奔而上者，此肾虚不能收气归元也，当以补骨脂、安肾丸主之，勿徒从事于宁肺"。他从理论上对肺肾共主呼吸予以明确阐释，提出"肺出气也，肾纳气也，肺为气之主，肾为气之藏"的观点，为后世以"肾不纳气"解释咳喘之病机及采用补肾法治疗喘咳病证提供了重要启示。

肾主纳气的原理除了前述的经脉相连外，还涉及：①肺肾气机升降相因。肺位在上宜降，故吸入的清气须下纳于肾；肾位在下宜升，故肾中的精气须上济于肺。只有肺肾二脏气机升降相因，才能维持其功能协调。孙一奎《医旨绪余》曰："呼在肺而吸在肾者。盖肺高肾下，犹天地也。"清·何梦瑶曰："肺司呼吸。气之出入于是乎主之。且气上升至肺而极，升极则降，由肺而降，故曰肺为气主。肾主纳气，故丹田为下之气海，肺为气主，故胸中为上气海。肾水为坎中之阳所蒸，则成气上腾至肺，所谓精化为气，地气上为云也，气归于肺，复化为水，肺布水精，下输膀胱，五经并行。"②肺肾两脏金水相生。③肾具潜藏之性。肾主纳气可以说是肾封藏功能的一种具体体现。当然，肾中精气本身对肺主气功能的发挥也具有激发、推动作用。

现代临床观察发现，肾与喘证的发生确有密切关系。很多喘证患者，幼年发病，至发育期，随着肾气渐充，疾病可自愈。而很多有慢性咳嗽的人在进入老年期后，往往出现喘证，这是因为肾气的逐渐衰退。可见喘证的发生、转归与肾中精气的盛衰有密切关系，肾虚不能纳气是喘证发病的内在因素之一。通过补肾调节体质，可对喘证的控制起到积极作用。此外，补肾法也被广泛用于慢性喘咳病证的治疗，主张缓解期通过补肾、健脾、益肺来改善体质，预防喘证发作；发作期除祛邪外，仍酌加少量补肾药物以图固本祛邪。

肾主纳气理论的形成可能受到古代导引术的启发。古之"导引"即今之气功。气功修炼时，讲究丹田呼吸（腹式呼吸），修炼者认为在入境状态下，呼吸的支点不在肺而在丹田。气息出入完全由丹田的开合所控制，与肺的舒缩无关。古人通过在导引过程中对丹田呼吸的体验，认识到呼吸宜深入、清气宜下行，这样呼吸作用才能发挥到极致，才能达到充养元气的目的。肾为先天之本，内藏元气，中医对肾的认识与道家对丹田的认识颇为相似，由此，有可能建立了"肾主纳气"的观点。

通过文献研究发现，历代医家在治疗"肾不纳气"证时，最常使用的药物有山茱萸、山药、熟地黄、五味子、肉桂、沉香和茯苓等。山茱萸、山药、熟地黄、五味子补益肾精；肉桂、沉香补火助阳，沉香还具有纳气的功效；茯苓则利水渗湿，培土生金。

五、论五脏神

神、魂、魄、意、志体现了《内经》对"神志"的一种分类，其中"神"是对精神心理的总称。神、魂、魄、意、志等精神心理活动与五脏之间存在着密切的生理病理联系，《内经》把这种联系称为五脏藏五神，即心藏神、肺藏魄、肝藏魂、脾藏意、肾藏志（《素问·宣明五气》）。精神心理活动是在心神的统率下，各脏腑协调作用的结果，《类经·疾病类》曰："心为五脏六腑之大主，而总统魂魄，兼赅意志。"有关"心藏神"的内容参见"藏象"一章中"心"的论述。

（一）魄

《灵枢·本神》曰："并精而出入者谓之魄。"父母两精相搏，在形成新的生命之时，魄即开始萌生。《左传注疏》曰："附形之灵曰魄……附形之灵者，谓初生之时，耳目心识，手足运动，啼哭为声，此魄之灵也。"《类经·脏象论》曰："魄之为用，能动能作，痛痒由之而觉也。"所以，魄是与生俱来的，本能性的，在精神活动中属于一种较为低级的神经心理活动，相当于非条件反射及自主神经系统对内脏功能、感觉系统、内分泌、体液代谢等人体功能的调节作用。此外，魄依附于形体，魄的活动都须通过形体，也即所谓的"体魄"。形存魄存，形消魄散。《素问·六节藏象论》曰："肺者，气之本，魄之处也。"《灵枢·本神》曰："肺藏气，气舍魄。"说明肺与魄在功能上是密切联系的，魄的活动场所在肺。体魄的强壮与否，常与肺的功能，特别是主气司呼吸功能的盛衰密切相关。呼吸健全，气足精充，则体魄强壮，各种感觉、反应和反射灵敏。反之，肺病常见体虚魄弱，感觉迟钝，动作迟缓，反应不灵等。

（二）魂

《灵枢·本神》曰："随神往来者谓之魂。"魂不是与生俱来，而是随着机体的发育，心智日增，逐步成熟起来的。魂是由神派生的思想意识、情绪思维、知识技能等高级精神活动，相当于条件反射。《素问·六节藏象论》曰："肝者……魂之居也。"《灵枢·本神》曰："肝藏血，血舍魂。"说明肝与魂密切相关，魂的活动场所在肝。魂归肝主管，这是因为：

①魂以血为物质基础，肝藏血功能正常，则魂有所舍而得以安藏。②魂属思想意识等高级精神活动，肝主谋虑，胆主决断，谋虑和决断都属于魂的范畴。③魂有兴奋、主动的特点，而肝气主升主动，肝的疏泄功能与心神活动密切相关。肝血充足，疏泄正常，则魂宁神安。若肝血不足或肝失疏泄，则会导致魂不守舍，出现夜寐不宁、惊骇多梦、梦呓、梦游、幻视、幻听等病证。

（三）意

《灵枢·本神》曰："心有所忆谓之意。"意是指心接受外界的信息，并在与既往的记忆综合分析的基础上产生的一种意向、意念。《灵枢·本神》曰："脾藏营，营舍意。"脾藏意是指脾与注意、记忆、思考、分析等认知思维活动有关。思虑本身也是脾的功能活动之一，脾藏之意关系到信息的储存和转换，是初级认知向高级认知转换的关键所在，脾藏之意的正常与否，关乎感性认识能否形成理性认识，信息与刺激能否形成短期和长期记忆，因此，对认知过程有决定性影响。此外，《素问·刺法论》曰："脾为谏议之官，知周出焉。"《素问·阴阳应象大论》曰："脾……在志为思。"《难经·三十四难》曰："脾藏意与智。"所以，涉及意识思维过程的思、智亦由脾所主。脾藏意的功能失常，临床上常常出现精神情志异常，如发狂、心中烦乱、善忘、记忆力减退，腹胀、大便不爽、四肢运动不灵等病证。如《灵枢·本神》曰："意伤则悗乱，四肢不举。"《灵枢·本脏》曰："脾藏意，意舍荣，端正则神志和利，偏倾则善满善胀。"

（四）志

《灵枢·本神》曰："意之所存谓之志。"广义的志与神同义，泛指各种精神情绪活动。如"神志"、"情志"。狭义的志指有明确目标，并伴有相应调控行为的意向性心理过程，如动机、意志等。《素问·调经论》曰："夫心藏神……肾藏志，而此成形。"肾藏志是指肾与狭义的志密切相关。肾中精气充沛，不仅能激发人体生命的活力，也塑造了坚韧顽强的"志"。《难经·三十四难》曰："肾藏精与志。"肾藏志的功能异常，则常常出现精神迷惑、失去理智，近事记忆力下降，健忘，言语错乱，易受惊，精神恍惚，闷闷不乐，腹部胀满，泄泻，精神行为狂乱异常等病证。如《素问识·示从容论》曰："时惊者，肾藏志，志失则惊也。"《黄帝内经太素·脏腑之一》曰："盛怒气聚，伤于肾志，故迷惑失理也。"《素问·调经论》曰："志有余则腹胀飧泄。"

"志"与"意"有时并称，重在"志"，与现代汉语中"意志"一词基本同义。《灵枢·本脏》曰："志意和则精神专直，魂魄不散，悔怒不起，五脏不受邪矣。"又曰："志意者，所以御精神，收魂魄，适寒温，和喜怒者也。"强调了意志可驾驭其他心理过程并影响脏腑功能。

第三节　脏腑间的关系

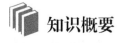 **知识概要**

脏腑间关系总结见图 4-1。

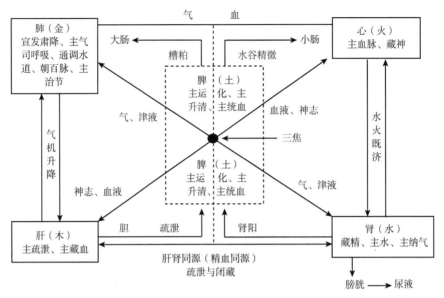

图 4-1　脏腑间关系

 阐发与运用

一、心肾相交与心肾不交

心肾相交又称"水火既济"。"既济"一词出于《易经》，即坎上离下相济之意。既济卦象不但指出水火相济因其"刚柔正而位当也"，所以能保持中和平衡的正常运动，同时还指出这种平衡是相对的。水火二者相交不可能永远势均力敌，故云"享小利贞，初吉终乱"，并提醒要"思患而豫防之"。《周易》的既济卦、未既济卦、泰卦、否卦所表示的阴阳水火升降之哲理，对"心肾相交"理论的形成具有重要的启迪作用。

宋·严用和首次提出了"心肾不交"这一病理术语，《济生方·遗浊》云："肾藏精，藏精者不可伤。皆由不善卫生，喜怒劳逸，忧愁思虑，嗜欲过度，起居不常，遂至心火炎上而不息……心受病者，令人遗精、白浊；肾受病者，亦令人遗精、白浊。此皆心肾不交，关键不牢之致也。"《济生方·虚损》又云："水欲升而沃心，火欲降而温肾，如是，则坎离既济，阴阳协和，火不炎而神自清，水不渗而精自固。"

明·周慎斋在《周慎斋遗书》中首次提出了"心肾相交"这一名词，并论述到："心肾相交全凭升降，而心气之降，由于肾气之升，肾气之升又因心气之降……，欲补心者须实肾，使肾得升，欲补肾者须宁心，使心得降，……乃交心肾之法也。""心肾相交，全凭升降……肾属水，水性润下，如何而升？盖因水中有真阳，故水亦随阳而升至心，则生心中之火。心属火，火性炎上，如何而降？盖因火中有真阴，故火亦随真阴而降至于肾，则生肾中之水。升降者水火，其所以使之升降者，水火中之真阴真阳也。"

（一）心肾相交与心肾不交的概念

"交"的含义：交感、交通、和谐。火、水是心、肾的代名词，在一些古代文献中，根据上下文及语境，心火和肾水就是心、肾的同义复指。在一些具体情况下，心火可以指代心阳，肾水可以指代肾阴。

广义的心肾相交是指心肾之气相交，它涵盖了心肾之间的所有协调关系，可以理解为心肾阴阳、精神、气血的全面交通和和谐。心肾相交反映的是心与肾两脏互相制约平衡的一种生理状态，是对心肾两脏生理功能互相影响的概括。狭义的心肾相交是指心火下交于肾，以助肾阳温煦肾阴，使肾水不寒；肾水上济心火，使心火不亢，心火与肾水上下交通，维持二者生理功能的平衡。心肾不交是指心肾之间的交通不谐调而产生的各种病理表现。精神、气血、阴阳之间的病理改变是导致心肾不交的病理基础。

（二）心肾相交的生理基础

①心为火脏主血，肾为水脏藏精，心血肾精同源相济。②心藏神，肾藏精，心神肾精相互为用。③心为君火，肾主相火，相资相助，相得益彰。④心血、元气相互为用。⑤心阳、肾水相互为用，相互制约。生理状态下，心火下降于肾，与肾阳共同温煦肾阴，使肾水不寒；肾水上济于心，使心火不亢。⑥经络相连。心肾同为少阴经所属，经络循行路线上心肾互相交通。足少阴肾经循行，一分支从肺出入心注胸中，足少阴肾经夹舌本，舌为心之苗，肾经连心，肾阴可靠元阳温煦气化，通过经脉上升至心。

心肾相交需要依靠其他脏腑的协调配合，如脾升胃降、肺主宣发肃降、肝主疏泄等，但与脾胃的枢纽作用关系最为密切。朱丹溪《格致余论》云："心肺阳也，居上；肝肾阴也，居下。脾居中，亦阴也……脾具坤静之德而有乾健之运，故能使心肺之阳降，肝肾之阴升，而成天地交泰。"清·李用粹《证治汇补》曰："五脏之精华，悉运乎脾，脾旺则心肾相交。"

（三）心肾不交的病机证治

1. 心肾不交的病机

（1）阴阳、精血的互损。沈金鳌《杂病源流犀烛》云："肾阴既衰，心血必不足。以精即是血，心虚必本于肾虚，肾虚必至于心虚也。"《吴医汇讲·石芝医话》云："水不升为病者，调肾之阳，阳气足，水气随之而升；火不降为病者，滋心之阴，阴气足，火随之而降。则知水本阳，火本阴，坎中阳能升，离中阴能降故也。"

（2）神志改变。清·石寿棠《医原》云："火水未济，致生虚烦、心热、不寐等证，是心气不得归肾也。或曰：心属火，火性炎上，如何下降；肾属水，水性就下，如何上升？曰：心属火，而心中有血，是火中有真阴，故心火随真阴下降，以交于肾水；肾属水，而肾中有气，是水中有真阳，故肾水随真阳上升，以交心火。"

（3）君火相火失调。朱丹溪《格致余论》指出心火会引动相火，"主闭藏者肾也，司疏泄者肝也。二脏皆有相火，而其系上属于心，心君火也。为物所感则易动，心动则相火亦动"。张景岳《景岳全书·杂证谟·遗精》认为："遗精之始，无不病由乎心，正以心为君火，肾为相火，心有所动，肾必应之。故凡以少年多欲之人，或心有妄思，或外有妄遇，以致君火摇于上，相火炽于下，则水不能藏，而精随以泄。"

2. 心肾不交的证治

（1）肾阴虚心火旺型。肾水不足，肾阳蒸腾乏源，则肾水不升，不能共济心阴以制约心阳，使心阳相对偏盛，而致心火亢盛。此型主要临床表现：心悸失眠，健忘，耳鸣（聋），遗精梦泄，大便干燥，口舌生疮，心烦，腰膝酸痛，舌红少津，少苔或无苔，脉细数等。治当滋阴降火，方选黄连阿胶汤、知柏地黄丸、《重订广温热论》之心肾交泰汤、六味地黄丸、天王补心丹等。

（2）肾阳虚心火旺型。肾阳不足无力蒸腾肾水上济心阴，使心阳相对偏盛而致心火独亢于上。主要临床表现：口干咽痛，心悸怔忡，惊悸，失眠，四肢虚浮发凉，便清长或短少，大便稀溏，多为五更泻，舌淡苔润，脉沉而无力。治宜补肾壮阳，清心降火。方选《韩氏医通》交泰丸，本方以黄连清心火，制心阳之偏亢；以肉桂导心火下交于肾，温补肾阳；达到心肾阴阳水火相交的目的。

（3）心肾阳虚型。肾阳虚弱，不能温煦心阳，则心阳无以振奋。心阳虚不能下温肾水，则肾水更寒，以致肾中之寒水泛滥，上凌于心。主要临床表现：形寒肢冷，神疲乏力，心悸怔忡头眩，胸闷气喘，下利清谷，肢体浮肿，尿少，舌质淡暗青紫，唇甲青紫，或舌体胖而有齿痕，苔白滑，脉沉细微等。治当温补心肾之阳，方选真武汤或苓桂术甘汤或右归丸或清·郑寿全《医法圆通》之补坎益离丹或清·陈士铎《辨证录》之心肾两交通汤等，温补心肾之阳，利水消肿。

（4）心肾气虚型。主要临床表现：健忘，多梦，耳鸣，心悸，胸闷气短，活动时加重，面白，神疲自汗，少气懒言，腰膝酸软，小便频数清长，或遗尿，大便失禁，男子滑精早泄，女子滑胎，白带清稀量多，舌淡苔白，脉细弱。治当心肾双补。方选朱雀丸。方中以人参大补元气；沉香温肾纳气；茯神以佐人参安神益智。蜜制为丸共奏补益水火、宁神定志之效。

在心肾不交的治疗中，必须重视健运脾胃以疏利气机。脾胃为气机升降之枢纽，居中焦，为水火升降、坎离交泰的必经之地。若脾胃升降枢机失运，则水火交合之路必断。所以，交通心肾必兼调理脾胃，以沟通水火升降之路。

二、论肝肾同源

"肝肾同源"论的哲学思想起源于《易经》，医学基础根源于《内经》。《素问·阴阳应象大论》曰："肾生骨髓，髓生肝。"吴昆注曰："髓生肝，即肾生肝，水生木也。"可见《内经》认为，"肾"是通过"髓"生养"肝"而体现"母子"联系的。

从《内经》开始，古人就认识到肝肾在生理病理方面的联系，并有治疗记录。《素问·上古天真论》云："丈夫……七八，肝气衰，筋不能动。天癸竭，精少，肾藏衰，形体皆极。"肝主筋，肾藏精，肾精是天癸的物质基础，在衰老情况下，可以观察到筋不能动、天癸竭的表象，通过"司外揣内"的方法，推知肝肾在衰老环节上的生理联系。《素问·阴阳应象大论》云："北方生寒，寒生水，水生咸，咸生肾，肾生骨髓，髓生肝。"这里有五行学说介入进行归纳说理的一面，但"肾水生肝木"的认识离不开"母病传子"、"子病及母"的病理观察，以及"虚则补其母，实则泻其子"的治疗反证。《素问·腹中论》云："病名血枯。此得之年少时，有所大脱血，若醉入房中，气竭肝伤，故月事衰少不来也……帝曰治之奈何？复以何术？岐伯曰：以四乌骨一藘茹二物并合之，丸以雀卵，大如小豆，以五丸为后饭，饮以鲍鱼汁，利肠中及伤肝也。"指出血枯病的病机是血脱伤肝，肝病及肾，或精耗损肾，肾病及肝，最终肝肾同病所致。治疗上用四乌骨一藘茹丸补养精气，益肝强肾。

《内经》之后，肝肾之间的密切关系得到进一步认识。汉·华佗不仅记载了对肝肾病理联系的观察，"阴走于下则冰，肾肝生其厥也，其色青黑"（《中藏经·阴阳否格论》），"肝肾俱中风，则手足不遂也"(《中藏经·风中有五生死论》)，而且提出筋痹的治疗原则是"筋痹者，……宜活血以补肝，温气以养肾"(《中藏经·论筋痹》)。宋·赵佶《圣济总录》云："肾主腰，肝主筋，筋聚于膝。若肾脏虚损，肝元伤惫，则筋骨受病，故腰膝为之不利……肾开窍于耳，肝开窍于目，肾肝二脏，水木之相生者也。若肾经不足，肝元自虚，水木不能相生，其窍俱不利。"《圣济总录》云："目上视，手足动摇，口内生热涎，项颈急，此肝旺，当补肾治肝也。补肾，地黄丸；治肝，泻青丸主之。"金元·李东垣首次明确提出了肝肾同治的见解"肾主骨，为寒；肝主筋，为风。自古肾肝之病同一治，以其递相维持也"(《内外伤辨惑论》)。明·李中梓在《医宗必读》中明确提出"乙癸同源，肝肾同治"，即"肝肾同源"。李中梓运用《周易》取象比类的方法，探讨了肾、肝生理活动的规律。"肾应北方壬癸，于卦为坎，于象为龙，龙潜海底，龙起而火随之；肝应东方甲乙，于卦为震，于象为雷，雷藏泽中，雷起而火随之。"中医所说的"龙雷之火"，指的就是肾、肝的相火。李中梓将肾、肝两脏按北和东的方位与坎、震两卦相配，又从分析爻象入手，对卦象作了发挥。他认为坎卦虽属水，然而其卦象却又为龙，龙喜飞升，火性猛烈，均属于阳，坎卦第二爻是阳爻，象征着龙与火，一阳爻在两阴爻之中，正如潜在海中之龙。震卦为雷，雷声电火皆属于阳。《九家易》说："雷藏于泽。"震卦的卦形是一阳爻在两阴爻之下，正似雷和火藏于泽中。坎卦象龙，震卦象雷，阴爻象征水，阳爻象征火，所以坎、震两卦中的阳爻，如潜海之龙和藏泽之雷，都需要水。而肝、肾之阳都需要肾中真阴的滋养。藏象与卦象结合的分析方法，为"乙癸同源"提供了理论依据。肾应北方壬癸，肝应东方甲乙，肾藏精，肝藏血，精聚为髓，精髓化生为血（精血同源），由于肝肾同源于精血，故曰"乙癸同源"。

"肝肾同源"的生理机制主要包括：

（1）肝所藏之血与肾所藏之精互生。肝肾同居下焦，精血相互资生，即肾精滋养于肝，使肝之阴血充足，以制约肝阳；肾精又赖肝血的不断补充而化生，使肾精充足。故曰"精血同源"。此外，肾水滋养肝木，以使肝气疏泄条达；肝气正常疏泄亦能促进肾精的再生与贮藏。病理上，精血相互影响，同盛同衰。肾精不足可导致肝血亏虚，肝血不足可致肾精亏损，最终表现为肝肾精血亏虚，症见腰膝酸软，男子遗精滑泄，女子经少闭经，头晕耳鸣健忘，或见五心烦热，颧红盗汗。

（2）肝主疏泄与肾主闭藏协调统一。主要体现在维持女子月经周期和男子精液生成排泄的生理功能。肾藏精，肝藏血，精血为月经生成之本，精血充盈，汇于冲任，下达胞宫，其按时泄溢则赖肝气之疏泄；肝气条达则经血按时而下，月经是精血藏与泄的结果。同样，男子之排精亦是肾藏肝泄协同作用完成的。肝之疏泄，促进精之泄溢；肾之闭藏，使精施有节，泄而有度。

（3）肝主生发与肾主涵养协调。肾五行属水，肝五行属木。木赖水生，肝的生发功能必赖肾水的涵养才能正常发挥；肾主水的功能需要肝木的舒达才能开合有度。

（4）经气互通，八脉共隶。张介宾《类经·藏象类》云："肝肾为子母，其气相通也。"指出肝肾通过正经相互灌注而沟通联系，《灵枢·经脉》曰："肾足少阴之脉……其直者，从肾上贯肝膈，……"《灵枢·经筋》云："足少阴之筋，起于小指之下……而上循阴股，结于阴器，……足厥阴之筋，起于大指之上，……上循阴股，结于阴器，络诸筋。"另外还通过交会于足太阴脾经的三阴交和任脉的关元、中极穴间接联系。肝肾又和奇经八脉密切相关，肝肾同隶奇经，冲、任、督三脉一源三歧，均起于胞中，同源于肾。督脉与足厥阴肝经在阴器、喉、唇、目、额、巅等处交会；任脉在阴器、曲骨、中极、关元、咽喉、目、面等处与肝经交会；冲脉在上于"颃颡"、"渗诸阳，灌诸经"，在下"入大指间"温养诸络，在中循"脊里"荣养诸经，而"颃颡"、"大指间"均为足厥阴肝经所属，受冲脉荣养的首当为足厥阴肝经。带脉始于足厥阴肝经之章门穴，又通过足少阴经别与足少阴肾经及肾脏相联；阴维脉发于足少阴肾经之筑宾穴，于府舍、期门、咽、膈等处与足厥阴肝经交会，阴跷脉亦始于足少阴肾经，在阴部、喉咙、目等处与肝经交会。故胞胎为肝肾所主，有"八脉隶于肝肾"之说。

（5）同居下焦，共寄相火。朱丹溪《相火论》云："相火见于人者寄于肝肾二部，肝属木，而肾属水也。""命门为元气之根，为水火之宅。五脏之阴气非此不能滋，五脏之阳气非此不能发"（《景岳全书》）。肾阴为一身阴液之本，具有滋养肝阴、制约肝阳的作用；肾阳为人体阳气之基，能温煦肝阳。何梦瑶曰："肾水为命门之气所蒸化上升，肝先受其益。"但相火内寄于肝肾，发挥其动气之功能全赖肝肾阴血的滋涵。若肾阴不足，则肝阴失养，肝阴不足，阴虚不能制约肝阳，导致肝阳上亢，症见眩晕，头痛头胀，急躁易怒等，即"水不涵木"；若肝阴不足，影响肾阴，亦可导致肾阴亏虚，症见头晕耳鸣，腰膝酸软，盗汗等证；若肾阳不足，下焦失煦，常导致寒凝肝脉的实寒证。

肝和肾虚实密切相关，相互制约，治疗上多兼顾二脏。《医宗必读》云："东方之木，无虚不可补，补肾即所以补肝；北方之水，无实不可泻，泻肝即所以泻肾。"由于肝肾两脏在生理病理上关系密切，所以临床治疗肝病与肾病时必当二者兼顾。如肝血虚，补养肝血亦当填补肾精；肾精不足，补益肾精亦当滋养肝血。又如肝阳上亢往往由肝肾之阴不足所致，故平肝潜阳亦当滋补肾阴。只有二者兼顾才能恢复阴阳平衡。

三、脾肾升降理论发挥

（一）脾肾升降之生理

所谓升即上升、升发，所谓降即下降、固藏。脾主运化水谷和升清，宜升则健，人体须依赖脾气不断地散精升发才能获得充足的养料，从而维持各脏腑器官功能活动的正常发挥。而肾在五脏之中位置最下，性禀潜藏。肾受五脏之精而藏之，以保持精气充盈不绝。此外，肾可以将脾运化代谢后的剩余水液，下输至膀胱，经蒸腾气化后变为尿液排出体外。因此从物质的转换与代谢角度而言，脾与肾一升一降，相反相成。升降的平衡在于升不太过，降而不陷，处于一种动态的平衡。肾主蒸腾气化，肾中精气充足既可以滋五脏之阴，又可发五脏之阳。脾与肾虽位置不同，升降又有其特殊性，但二者是相互制约的。"下焦为中土之根，肾命为水火之本"（《医碥》）。真阳蒸变，是脾主升清之本。肾水不足，则脾土枯槁。脾胃作为升降运动的枢纽，脾气升发，升则上输于心肺，降则下归于肝肾。

升降是相互依存的，有升才有降，有降才有升。脾之升举清阳，有赖于命火之蒸煦，肾水之滋润。正如《冯氏锦囊》所云："水不得土借，何处以发生……补火者，生土也，滋水者，滋土也。"水火相济相承，则水谷精气才得以布达。升降是相对对立的，但在一定条件下却又可相互转化。升已而降，降已而升，只有当脾胃运化功能健全时，才能化生充足的水谷精微，肾才有所藏。肾中精气有赖于水谷精微的培育与充养，才能不断地充盈和成熟。故肾的藏精功能在一定程度上是脾散精功能的延续与深化。肾为水火之宅，阴阳之脏，肾阴肾阳为机体各脏阴阳的根本。脾之所以能运化水谷，升发精微，全赖肾阳的升发。

（二）脾肾升降失常之病机

脾肾升降失常是疾病的一个重要病机，可概括为以下几点。

（1）肾阳式微而致脾阳不振，脾不升清。肾主一身之阳，脾阳根于肾阳，肾阳衰微势必不能蒸煦脾土，影响脾主运化的功能。肾关不固，脾失升清，遂致精微物质下流。临床上常见有腹部冷痛，下利清谷或五更泄泻，水肿等。

（2）脾胃气虚，阴火得乘土位。《脾胃论》云：“肾为阴火……脾胃气虚则下流于肾肝，阴火得以乘其土位，故脾胃之证始得之，则气高而喘，身热而烦……”阴火上冲，故气高喘而烦热。

（3）水不润土，脾土枯槁。肾为水火之脏，水可济土，对脾土有滋润作用，故太阴湿土，全赖水之为用。若肾水不足，则脾土枯槁，不能生万物，化生精微以滋养脏腑的功能减弱。

（4）脾肾阳虚，水液代谢紊乱。脾运水湿，肾为水脏，脾阳亏损则水湿泛滥，肾阳式微则水无所主，停蓄胸腔，泛于肌肤，而为周身水肿。《诸病源候论》云：“水病者，由脾肾俱虚故也。”

（5）脾阳虚损，久则伤肾而致脾肾阳虚。脾阳根于肾阳，脾阳不振，日久及肾，终致脾肾阳虚，临床上可见腹泻肠鸣，便溏，形寒肢冷，腰膝酸软冷痛，小便清长或不利，遗尿，性机能减退等。

（6）脾虚不升，阻碍心肾交通。脾胃为升降之枢纽，枢机利达，则心肾交接，水火既济；若脾虚不升，则阻塞上下交通。水火升降失常，火不下煊，心肾不济而致失眠多梦，惊悸不得卧，梦遗等。

（7）水寒则土湿木郁。肾阳亏虚易致中虚脾湿，肝木郁滞，肾亏不足，则脾失蒸煦而不健运，导致水湿积聚，土湿则木郁，木郁则脾土更壅，出现形寒倦怠，胁痛腹胀，面黄，精神萎顿，便溏，溺少等。

（三）临床运用

调理气机升降为治疗疾病的基本原则和重要手段之一。从脾肾升降论的角度出发，临床上常可采用如下法则。

（1）培土固本。健脾培土必益气，而肾为气之根，气主温煦，举而升之，虚陷自平。补肾者当填精血，脾为气血生化之源，血主濡养，敛而收之，如此升降有序。

（2）健脾益气，补肾固摄。脾主升清，肾主蛰藏，“肾者，胃之关”。脾阳的升发赖肾阳之蒸煦；肾之所以能固密，又须脾胃生化阴精来涵育。临床上常用的四神丸是一个补肾阳升脾气治疗五更泻的经典方剂。

（3）运脾温肾，升阳崇土。运脾温肾，升阳崇土一法主要针对水液代谢紊乱，水湿潴留之证。真武汤、金匮肾气丸、济生肾气丸为临床上所用的典型方剂。采用脾肾互补，使阳气得升，浊气得降，水湿得运，精气得固。

（4）升阳泻火。升阳泻火之法为李杲所创，是治疗内伤发热的有效手段。《内外伤辨惑论》云：“肾间受脾胃下流之湿气，闭塞其下，致阴火上冲，作蒸蒸而燥热，上彻头顶，傍彻皮毛，浑身燥热作，须待祖衣露居，近寒凉处即已。”故李杲主张用参、芪、术、草以补脾胃；升麻、柴胡以升气机，阳气升发则阴火下潜，而热自退。元气充足，则肌表固密而腠理坚。

（5）运脾以交通心肾。脾为升降之枢，补脾运脾，有助于心肾之水火升降。《太平惠民和剂局方》中妙香散为这一治法的代表方剂。方中以人参、黄芪、茯苓、甘草、木香补中健脾；茯神、远志交通心肾；山药补脾滋肾，固摄下元，从而使水火阴阳上下交通自如。

明辨脏腑之升降生理特性，以指导中医临床处方用药，这是中医治疗学一大特色。药物本身性能就有着升降浮沉之特性，使药物作用与脏腑升降之生理特性相应。由于脾肾升降有着明显的特殊性，因而也为临床的遣方用药提供了重要依据。

度势用药就是根据病位、病理趋向，用药达邪之法。脾阳需升发，肾阳须蒸煦，因而临床上常采用黄芪、党参、羌活、独活、升麻、葛根等一类升阳益气药，以治疗阳气不升之证。使中气得以鼓舞，能奏升发清阳之功。肾性藏敛，临床上又常用金樱子、芡实之品以固精益肾，治疗肾虚精亏不固之证。

四时节气的更替对机体脏腑气机升降出入及药性趋向有着重要影响。明辨脏腑升降特性，遣方用药再顺应季节变更，即可以燮理脏腑气机。《嵩崖尊生》一书对此作了详尽的阐述："升药便泻肺肾，辛甘温热及气味之薄品，能助春夏之升浮，便泻秋冬之收藏；降药便泻肝心，酸苦咸寒及气味之厚品，能助秋冬之降沉，便泻春夏之生长。淡渗药亦有降升；渗即为升，泄即为降，所以佐使诸药。以降为升。如补中益气汤；以升为降，如六味地黄丸。"

合理配伍可以使药物更能与脏腑的升降特性相适应。脾之功能正常赖脾阳之充沛及肾阳之蒸煦，党参与黄芪相配，一是补中益气，二是补气升阳。肾虚不固，脾失升清，临床上又常用桑螵蛸与黄芪相伍，借黄芪健脾以扶后天之本，桑螵蛸益肾以助先天之本，同奏补肾益气，助阳升清，固摄肾气之功。再如肾虚不能升发脾阳，脾失健运，肾失封藏。临床上常用补骨脂与肉豆蔻相配，补骨脂温肾阳而补命门之火，肉豆蔻为温理脾胃之药，长于涩肠止泻。二药同用，相使相辅，共奏温阳散寒，健脾止泻之功，专治脾肾虚寒之泄泻。

四、论肺与大肠相表里

肺与大肠相表里的理论首见于《内经》，如《灵枢·本输》曰："肺合大肠，大肠者，传道之府。"《灵枢·经脉》曰："肺手太阴之脉，起于中焦，下络大肠，还循胃口，上膈属肺……大肠手阳明之脉……下入缺盆络肺，下膈属大肠。"肺与大肠通过经脉联系，两条经脉分布区域比邻，走向相反，沿桡骨、肱骨的内外侧呈逆平行状态，故有"肺脉络大肠上膈，大肠脉络肺下膈"之说。两条经脉除直接相通外，还通过分出的络脉进一步加强联系，肺经在腕后寸半列缺穴分出络脉与手阳明经相沟通，大肠经在腕后三寸偏历穴别走入肺经，从而实现了两经的第三、第四汇合。此外，肺与大肠之经别通过离入出合，形成二经中途联系的通道，从而突出了肺肠两经的表里相合关系。肺主治节，调节一身之气和生理节律，是大肠正常规律传导的条件；肺主肃降，是大肠传导的动力；肺主通调水道，是大肠润燥的枢纽。唐宗海《医精经义》曰："肺合大肠，大肠者，传导之腑……谓传导肺气，使不逆也……大肠之所以能传导者，以其为肺之腑。肺气下达，故能传导。"《素灵微蕴》云："肺与大肠表里同气，肺气化精，滋灌大肠，则肠滑便易。"

《内经》也认识到肺与大肠在病理上的相互传变。肺气受病影响大肠，其表现形式为肺脏先病而后大肠受累。《素问·咳论》曰："肺咳不已，则大肠受之。大肠咳状，咳而遗矢。"风寒入肺可令人咳，手太阴肺既络阳明大肠，又与大肠相表里，如肺咳不已，往往大肠受之，因此临床上很多证属肺热的外感表证，除有咳嗽、咯痰、发热、恶寒等肺部感染症状外，还常会因邪热下注大肠，致腑气不通，而出现腹胀、便秘等大肠实热证。如《证因脉治》曰：

"肺气不清，下遗大肠，则腹乃胀。"大肠有病波及肺，其表现形式为大肠先病而后肺气不清。各种原因引起的阳明腑实证出现"痞满燥实"大便干结不通的情况下，常常导致肺气失于肃降而出现呼吸喘憋，甚至呼吸困难等危重证候。如《素问·五脏生成》云："咳嗽上气，厥在胸中，过在手阳明、太阴。"《素问·通评虚实论》曰："五脏不平，六腑闭塞之所生也。"《灵枢·四时气》曰："腹中常鸣，气上冲胸，喘不能久立，邪在大肠。"《素问·痹论》曰："肠痹者，数饮而出不得，中气喘争，时发飧泄。"《黄帝内经灵枢集注》曰："大肠为肺之腑而主大便，邪痹于大肠，故上则为气喘争……，故大肠之病，亦能上逆而反遗于肺。"《读医随笔》论述到："气短者，热也……更有略无所因，而脾胃不运，大便久秘，肠中浊气上蒸于肺，以致升降不利，呼吸短促者。"

　　清·柳宝诒云："邪入于藏，必借所合之腑为出路。"朱祖怡亦指出："肺与大肠相表里，补其脏必兼疏其腑，泻其腑必兼顾其脏，此脏腑相连，不可分割之定理也。"如在针灸治疗方面，针刺商阳、三间、下廉、五里、天鼎、扶突治胸满、咳嗽、气喘有效，而针刺肺经的太渊、鱼际又能治呕吐、腹痛、遗矢等胃肠系疾病。肺与大肠相表里的理论对临床治疗呼吸道与肠道疾病具有重要的指导意义，也为中医临床上诸如上病下治、下病上治、脏病腑治、腑病脏治、脏腑同治等治法的运用提供了理论依据。肺病治肠和肠病治肺都属于肺肠同治的范畴。若肺有实热可泻大肠以治之，即所谓"釜底抽薪"，"引热下行"。既通畅腑气以恢复肺的正常肃降，又可以给邪气出路以助泄热。因此目前治疗肺系疾病如哮喘、支气管炎、肺炎、胸腔积液、肺源性心脏病、慢性阻塞性肺疾病、高热等常常采用通腑泻下的方法。肺气不宣则腑气不降，以致大便失畅或秘结，或者肺热循经下移大肠，导致泄泻、便血等，均属标在大肠，本在肺。故肠病治肺是治本。现代众多医家在治疗便秘、泄泻、脱肛、便血等肠系疾病时，往往加入宣肺、肃肺、清肺、补肺、润肺等药物，从肺治肠。众多的临床实践经验表明，慢性阻塞性肺疾病、急性呼吸窘迫综合征、肺源性心脏病、肺性脑病、支气管哮喘、咳嗽等多种呼吸道相关疾病从肠论治，而老年性便秘、顽固性消化性溃疡、慢性肠炎等消化系统相关疾病从肺论治，都取得了很好的临床疗效。

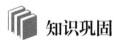 **知识巩固**

一、单项选择题（下列五个备选答案中只有一个是最佳或最恰当的答案）

1. 奇恒之腑包括（　　　）

A. 胆、三焦、脑、骨、脉、女子胞　　　　B. 胆、三焦、脑、髓、脉、女子胞

C. 三焦、脑、骨、髓、脉、女子胞　　　　D. 胆、脑、髓、骨、脉、女子胞

E. 三焦、脑、髓、胆、脉、女子胞

2. 五脏六腑之大主是（　　　）

A. 心　　　　　　　　　B. 肺　　　　　　　　　C. 脾

D. 肝　　　　　　　　　E. 肾

3. 心与脾的关系主要表现在（　　　）

A. 血液的运行　　　　　B. 津液的输布　　　　　C. 津液的代谢

D. 气机的调畅　　　　　E. 气的生成

4. 下列哪项不是心与肾的关系（　　　）

A. 心肾相交　　　　　　B. 水火既济　　　　　　C. 精神互用

D. 君相安位　　　　　　　　E. 藏泄互用

5. 肺主一身之气，取决于（　　　）

A. 生成宗气　　　　　　　B. 宣发卫气　　　　　　C. 调节全身气机

D. 肺的呼吸功能　　　　　E. 肺气通于天

6. 与呼吸关系最密切的两脏是（　　　）

A. 肺与心　　　　　　　　B. 肺与肝　　　　　　　C. 脾与肺

D. 肺与肾　　　　　　　　E. 心与肾

7. 下列五脏在志中错误的是（　　　）

A. 心在志为喜　　　　　　B. 肺在志为惊　　　　　C. 肝在志为怒

D. 脾在志为思　　　　　　E. 肾在志为恐

8. 脾为气血生化之源的生理基础是（　　　）

A. 脾主升清　　　　　　　B. 脾主统血　　　　　　C. 脾为后天之本

D. 人以水谷为本　　　　　E. 脾主运化水谷精微

9. 四肢肌肉的壮实主要取决于（　　　）

A. 心主血脉　　　　　　　B. 肺主气　　　　　　　C. 脾主运化

D. 肝主筋　　　　　　　　E. 肾主骨

10. 下列哪项不是肝的疏泄功能的主要表现（　　　）

A. 促进血的运行　　　　　B. 促进脾胃的运化　　　C. 调畅情志

D. 促进津液的生成　　　　E. 促进男子排精、女子排卵行经

11. 肝的生理特点可概括为（　　　）

A. 恶抑郁　　　　　　　　B. 肝气升发　　　　　　C. 体阴而用阳

D. 为藏血之脏　　　　　　E. 肝为罢极之本

12. 男子精液的正常排泄是哪两脏合作的结果（　　　）

A. 肝肺　　　　　　　　　B. 心肺　　　　　　　　C. 肝肾

D. 肝脾　　　　　　　　　E. 脾肾

13. 机体生长发育主要取决于（　　　）

A. 血液的营养　　　　　　B. 津液的滋润　　　　　C. 水谷精微充养

D. 肾中精气的充盈　　　　E. 心血的充盈

14. 维持呼吸深度需要哪脏的功能（　　　）

A. 肝　　　　　　　　　　B. 肺　　　　　　　　　C. 肾

D. 心　　　　　　　　　　E. 脾

15. 下列哪项不属"肾气不固"的临床表现（　　　）

A. 浮肿　　　　　　　　　B. 遗精　　　　　　　　C. 早泄

D. 小便失禁　　　　　　　E. 带下清稀而多

16. 肾在液为（　　　）

A. 涎　　　　　　　　　　B. 唾　　　　　　　　　C. 汗液

D. 泪　　　　　　　　　　E. 涕

17. "乙癸同源"可归属于哪两脏之间的关系（　　　）

A. 心和肝　　　　　　　　B. 肺和脾　　　　　　　C. 肝和肾

D. 肺和肾　　　　　　　　E. 心和肾

18. 肺与肾的关系，主要表现于（　　　）

A. 精神互用　　　　　　　　B. 气血生成　　　　　　C. 精微输布

D. 血的运行　　　　　　　　E. 呼吸运动

19. 六腑共同的生理特点是（　　　）

A. 实而不满　　　　　　　　B. 藏而不泻　　　　　　C. 化生精气

D. 贮藏精气　　　　　　　　E. 满而不实

20. "中精之府"是指（　　　）

A. 肝　　　　　　　　　　　B. 胆　　　　　　　　　C. 肾

D. 小肠　　　　　　　　　　E. 胃

二、多项选择题（下列五个备选答案中有两个或两个以上的正确答案）

1. 肾中精气不足可出现（　　　）

A. 小儿囟门迟闭　　　　　　B. 小儿骨软无力　　　　C.牙齿松动脱落

D. 老年人骨质脆弱　　　　　E. 脑转耳鸣

2. 脾气主升主要表现在（　　　）

A. 配合胃腐熟水谷　　　　　　　　B. 上输水谷精气于心肺、头目

C. 在体合肌肉，主四肢　　　　　　D. 维系脏器位置的恒定

E. 运化水液

3. 影响肺呼吸运动的因素有（　　　）

A. 宗气不足　　　　　　　　B. 水液停聚　　　　　　C. 气机失调

D. 肾气亏损　　　　　　　　E. 大肠实热

4. 肝主疏泄的功能可体现于下列哪些方面（　　　）

A. 促进脾胃运化功能　　　　B. 促进男子排精　　　　C. 调畅气机

D. 调畅情志　　　　　　　　E. 促进女子排卵

5. 心主血脉的功能状态可显现于（　　　）

A. 脉象　　　　　　　　　　B. 心胸部的感觉　　　　C. 面色

D. 左肩背的感觉　　　　　　E. 舌色

6. 影响大肠传导变化作用的因素有（　　　）

A. 肺的肃降　　　　　　　　B. 胃的降浊　　　　　　C. 肝的疏泄

D. 肾的气化　　　　　　　　E. 小肠的泌别清浊

7. 胃失和降可出现（　　　）

A. 口臭　　　　　　　　　　B. 腹胀　　　　　　　　C. 便秘

D. 纳呆　　　　　　　　　　E. 呃逆

8. 以下哪些说法是正确的（　　　）

A. 发为血之余　　　　　　　B. 爪为筋之余　　　　　C. 齿为骨之余

D. 发为肾之外候　　　　　　E. 发的生机根源于肾

9. 脏与脏之间在血的关系上密切联系的是（　　　）

A. 心与脾　　　　　　　　　B. 心与肾　　　　　　　C. 心与肝

D. 肝与脾　　　　　　　　　E. 肺与肾

10. 肾主封藏与肝主疏泄之间的关系主要体现于（　　　）

A. 人体的生长发育　　　　　　B. 女子的月经来潮
C. 精血间的相互化生　　　　　D. 女子的排卵
E. 男子的排精

答案（内容请扫二维码）

 古代文献选录（内容请扫二维码）

 现代研究进展（内容请扫二维码）

第五章 气 血 津 液

问题导学

1. 中医学中气的概念内涵包括哪些？中医有关气的理论如何指导临床实践？
2. 如何理解气、血、津液三者间的关系及其对临床实践的指导意义？

第一节 气

知识概要

中医学中的"气"源于哲学之气，并具有哲学、人文科学的属性，在阐释生命现象和活动时，认为"气"是物质与功能的统一体，即"气充形，形寓气"；更加重视气的功能活动，并从各种生理病理现象、临床药物和针灸治疗的效应去认识和把握气的状态、变化。中医学理论中，气的最高层次上的概念是"气是构成人体和维持人体生命活动的最基本物质"。必须强调的是，气的概念内涵一定是物质和功能的统一。在中医学中，气既可以是生理学的概念，如阳气、心气、肺气、胃气、经气等；也可以是病理学的概念，如气虚、疝气、梅核气、寒气、湿气等；还可以是药理学的概念，如中药的寒热温凉四气等。

人体气的来源有三方面：先天之精气、水谷之精气和自然界之清气。气的运动称为气机。气的运动形式：升、降、出、入。人体的生命活动是气升降出入运动的表现。脏腑气机升降的特点是升已而降，降已而升，升中有降，降中有升。脏腑气机升降运动的动态平衡是维持正常生命活动的关键。

气具有推动、温煦、防御、固摄和气化的功能。气化在中医学中主要有三方面含义，一是指自然界六气变化与疾病发生、发展的关系规律。五运六气学说认为，疾病的发生、发展皆因于自然界六气的太过与不及，影响人体的阴阳平衡而致。而六气的变化是随运气的变迁而变化的，因此可以用五运六气的推演方法来认识疾病的发生与发展规律。其具体运用方法，主要见于标本中气理论。二是根据《内经》标本中气理论，用气化的观点对六经病的证治规律进行阐释，也即《伤寒论》之气化说。三是指气的运动所产生的各种变化。具体地说，是指精、气、血、津液各自的新陈代谢及其相互转化。例如，气、血、津液的生成，都需要将饮食物转化成水谷之精气，然后再化成气、血、津液等；津液经过代谢，转化成汗液和尿液；饮食物经过消化和吸收后，其残渣转化成糟粕等，都是气化作用的具体表现。气化功能的实质是物质与能量转化的过程，气化是生命最基本的特征。

基于气一元论，人体之气大致可做如下分类（图 5-1）。

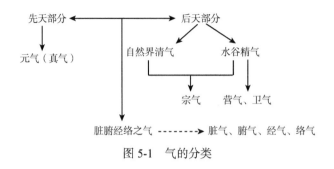

图 5-1　气的分类

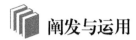 阐发与运用

一、宗气理论的发挥及其临床运用

宗气居于胸中，贯心脉而行呼吸，而心之鼓动与肺之呼吸时刻不能停息，因此宗气始终处于一种持续的劳作中，无以休养。若稍有供养不足或耗伤太过则会出现宗气虚，甚则陷，再甚而危。喻嘉言《医门法律》中云："五脏六腑，大经小络，昼夜循环不息，必赖胸中大气斡旋其间。大气一衰则出入废，升降息，神机化灭，气立孤危矣。"张锡纯《医学衷中参西录》曰："肺司呼吸，人之所共知也，而谓肺之所以能呼吸者，实赖胸中大气……此气（指宗气）一虚，呼吸即觉不利。"

张锡纯对宗气下陷的病因病机论述得很详细，认为宗气下陷，或因力小负重，或空腹劳作，或病后气力未复而过度活动，或因泄泻日久，或服破气药太过，或因气分虚极等而形成。宗气一虚，呼吸即觉不利，而且肢体酸懒，精神昏愦，脑力心思为之顿减。若其气虚极而陷，或下陷过甚者，其人呼吸顿停，昏然罔觉。《医学衷中参西录》云："其病之现状，有呼吸短气者，有心中怔忡者，有淋漓大汗者，有神昏健忘者，……有胸中满闷者，有努力呼吸似喘者，……种种症状，实难悉数。"张氏认为，宗气下陷之喘与气逆之喘不同。胸中大气主司呼吸，若宗气下陷过甚，呼吸之动力丧失，肺脏勉强鼓舞，努力呼吸以自救，则出现"似乎喘"，但必"不抬肩"，这是因为"大气下陷者之呼气难也"，且脉象沉迟微弱，或结代；而气逆之喘，必张口抬肩，"因喘者吸气难"，脉多数、或浮滑、或尺弱寸强。宗气下陷后常感胸中满闷、气短，这是由于胸中大气空虚，"外气必来排挤"，肺失去呼吸之动力，即感胸闷、气短。然而，这并不是气郁之满闷，而是由于胸中大气亏虚所致。治疗应升举大气，若误用理气开胸之药，则大气愈虚愈陷，严重者有性命之忧。宗气下陷，必见短气，然须与阳虚寒饮结胸之短气相鉴别。寒饮结胸之短气，"似觉有物压之"，伴有畏寒，是由于心肺阳虚，卫阳不宣而致；大气下陷之短气，常觉上气与下气不相接续，且不畏寒冷，是由于大气虽陷，全身阳气未必虚衰，临证时当辨别清楚。

对宗气下陷的治疗，张锡纯创制了升陷汤（黄芪、知母、柴胡、升麻、桔梗）。以下内容录自张锡纯《医学衷中参西录》：直隶青县张某来函：湖朝鲜某妻，年六旬，素多肝郁，浸至胸中大气下陷。其气短不足以息，因而努力呼吸，有似乎喘；喉干作渴；心中满闷怔忡；其脉甚沉微。知其胸中大气下陷过甚，肺中呼吸几有将停之势，非投以升陷汤，以升补其大气不可。为录出原方，遵注大气；陷之甚者将升麻加倍服。一剂后，吐出粘涎数碗，胸中顿觉舒畅。又于方中加半夏、陈皮，连服三剂，病遂霍然。盖此证因大气下陷，其胸肺胃脘无大气以斡旋之，约皆积有痰涎，迨服药后，大气来复，故能运转痰涎外出，此《金匮要略·水气病脉证并治》所谓"大气一转，其气（水气即痰涎）乃散"也。后大气下陷证数见不鲜，莫不用升陷汤加减治愈（刘燚，王海军.阴阳升降理论探析与启迪.上海中医药杂志，2018，52（11）：32-35.）。

宗气位居胸中而行于周身，又与人体气机的升降出入关系密切，如果宗气被邪气或某些病理产物所堵塞，就会发生痹而不通的病理变化。

引起宗气痹阻的原因，或为情志抑郁不舒，或为痰、湿、食积、瘀血等有形之邪阻碍气机，或为外邪侵犯，抑遏气机，或为脏腑功能障碍，亦有因气虚，运行无力而滞者。其中尤以邪气阻滞胸中，气机不利而出现的胸痹、心痛、胸闷、咳喘、短气等表现为最常见。《灵枢·刺节真邪》曰："宗气留于海，其下者注于气街，其上者走于息道。故厥在于足，宗气不下，脉中之血，凝而留止，弗之火调，弗能取之。"杨上善说："厥，谓逆冷。胸之动气（指宗气），不循脉行下至于足，故曰凑而止也。"《金匮要略·水气病脉证并治》曰："心下坚，大如盘，边如旋杯，水饮所作，桂枝去芍药加麻黄附子细辛汤主之。"喻昌认为这是指水饮久积胸中不散，伤其蕴之气，乃至心下坚大如盘，遮蔽大气不得透过，从旁边辘转，如旋杯之状，空旷之位被水饮占据为患。

对于宗气痹阻的治疗，应祛除痹阻宗气之邪气，达到"大气一转，其气乃散"的效果。临床上针对邪气的不同性质而采用豁痰散结、活血化瘀、行气利水、温阳散寒等治法，瓜蒌薤白白酒汤及类方、半夏麻黄丸、枳术汤、小半夏加茯苓汤、半夏厚朴汤等均为常用方剂。张锡纯在《医学衷中参西录》中认识到宗气痹阻可致宗气下陷的情况，认为大气初陷，郁而不畅，气机失调，可出现胸中满闷、时或作痛、脉迟无力等症状，并在升陷汤的基础上酌加以行气活血之品，创制理郁升陷汤进行治疗。

二、气机升降理论及其临床运用

（一）气机升降理论概述

气机升降学说是中医学从动态角度出发，对脏腑特性、气化功能及整个人体生命活动的高度概括。《素问·六微旨大论》曰："气之升降，天地之更用也，……升已而降，降者为天，降已而升，升者为地……"认为天气下降，地气上升，天地之气，呼应交感，阴阳和合，可起到生化万物的作用。升降是天地变化的规律，同样也是人体生命活动的根本。"故非出入则无以生长壮老已；非升降，则无以生长化收藏。是以升降出入，无器不有。故器者，生化之宇，器散则分之，生化息矣。故无不出入，无不升降"（《素问·六微旨大论》），"出入废则神机化灭；升降息则气立孤危"（《素问·六微旨大论》），气的升降出入运动一旦停止，就意味着生命的终结。

《内经》奠定了气机升降理论的基础。①用升降理论阐述人体的生命活动。如《素问·经脉别论》曰："饮入于胃，游溢精气，上输于脾，脾气散精，上归于肺，通调水道，下输膀胱；水精四布，五经并行。"②用升降失常阐释病理变化。如《素问·阴阳应象大论》曰："清气在下，则生飧泄；浊气在上，则生膜胀。"《素问·生气通天论》曰："大怒则形气绝，而血菀于上，使人薄厥。"③用升降平衡理论制定治法。如《素问·至真要大论》曰："高者抑之，下者举之……疏其气血，令其调达，而致和平。"

气机升降体现了脏腑的生理特性。心位于上焦，君火宜降，降则下温肾水，使肾水不寒；

肺主宣发肃降，升降有序，呼吸通畅，但总以下降为主；肝主疏泄，其性升发，升则疏通全身气机；脾主运化，其气宜升，升则气血化源充足；肾位于下焦，肾水宜升，升则制约心火，使心火不亢。脏腑气机的升降趋势具有升中有降，降中有升，升已而降，降已而升的多种形式。如六腑传化水谷过程中，小肠吸收精微是为降中有升；肾之气化可将水液之清者升至心肺再次利用，但同时将水液之浊者下降至膀胱排出体外，此为升中有降。总之，脏腑的气机升降运动与脏腑生理特性是基本一致的（图5-2）。肝升肺降是气机升降的关键。肺居上焦，其气肃降。肝居下焦，其气以升发为畅。肝肺之升降，关乎全身之气的上升与下降。人体的气机，其升发者则沿肝气升发之道上行，其下降者则沿肺经肃降之道下降，故肝升肺降对全身气机之升降起着引动、制约及调节作用，在人体气机升降中占据着主导地位。气血的运行、津液的输布、脾胃的纳运、水火的升降均依赖于肝和肺的升降协调。

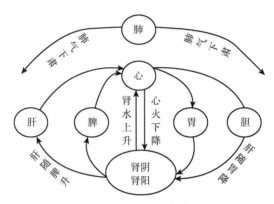

图 5-2　黄元御脏腑气机升降图

脾胃是气机升降的枢纽。脾与胃同居中焦，脾气主升，胃气主降，通上彻下，斡旋阴阳，升清降浊。朱丹溪曰："脾具坤静之德，而有乾健之运，故能使心肺之阳降，肝肾之阴升，而成天地交泰矣。"《医碥》则明确指出："脾胃居中焦，为气机上下升降之枢纽。"脾气升清，才能将精微物质源源不断输送至心肺。胃气降浊，水谷才得以正常消化吸收。肝气从左升发，肺气从右下降，肝升肺降以位居于中的脾升胃降为枢纽。"水火既济"、"心肾相交"亦赖脾胃气机的协调。

气机升降失调是脏腑病变的基本病理之一。各种致病因素常可导致气机升降的不及、太过和反作。如胃气以通降为顺，胃失和降则出现脘胀、食少等。胃气上逆还可致嗳气、呃逆、恶心、呕吐。脾气以升清为职，脾气不升则运化无权，出现腹胀、肠鸣、便溏、泄泻。日久则气血生化无源，头目营养不足而出现面色少华、头昏眼花、耳鸣乏力等清阳不升之证。若脾气下陷，升举无力则可见脏腑下垂、脱肛等。肝为刚脏，主动主升，其气易亢易逆，若肝气逆上则出现头痛而胀、面红目赤、急躁易怒；若血随气逆，络破血溢，则为咯血、吐血，甚则血壅于清窍而突然昏厥，不省人事。胆为"中精之腑"，主降，若胆气上逆，临床可见目痛、胸胁胀满或两胁疼痛，或目黄、口苦咽干、食欲减退、小便黄，甚则恶心呕吐、周身黄染等。肾主纳气，助肺呼吸，若肾气不足而摄纳无权，可致气逆不降，出现呼吸表浅，动辄气喘等。肺主宣发肃降，若宣降失常，不相协调，则出现咳嗽、气喘等。肺与大肠相合，肺气失于肃降则可影响大肠传导功能的发挥，可见大便干结或便秘。大肠腑气不通亦可影响肺气的宣降，发生胸满、气短等。肝升肺降，肝中气火升发太过，灼伤肺阴，可导致肃降失常，出现面红目赤、急躁易怒、咳嗽、胸痛，甚则咯血等。若肺失肃降，影响及肝，使肝失疏泄，气机不畅，则在咳嗽的同时，可出现胸胁胀痛等。

（二）气机升降理论的临床运用

（1）顺应脏腑特性。治疗气机失调所致的病证时，首先应根据病证表现，细察气机失调之所在，明辨脏腑病势趋向，然后顺应脏腑气机升降规律，应用药物的升降浮沉不同作用趋势，对病势趋向或因势利导，或逆向调整，使异常的升降状态恢复正常。如《医经余论》曰："脾以健而运，胃以通为补。健脾宜升，通胃宜降。"

（2）重视整体辨证。注重分析脏腑间的联系，多角度选择治疗途径。如气机不畅所致的大便不通或小便癃闭，治疗不应只一味通利，而应宣通气机，尤宜宣降肺气，使肺气宣通而能肃降下行，以助腑气的通降，使大便通、小便利。如肾不纳气之气喘欲脱之证，选用黑锡丹以固肾纳气回逆；唐容川用泻心汤加牛膝、白茅根降火止血等，均是升降理论在"上病下取"中的应用。对脾肺气虚所致脱肛，采用升举脾肺之气之法治疗，即是病陷于下、治从上举的体现。此外，临床上根据脏腑的病证，选用辛开苦降之法，辛开以祛湿，苦降以泄热。开上、宣中、导下"分消上下之势"以利升降而转气机。如采用"提壶揭盖"法治疗癃闭；叶天士在《外感温热篇》中，对病在气分，邪留三焦之证，提出分消走泄之法，选用杏、朴、苓等类或温胆汤。

（3）升降方药的合理配伍。中药的质地、性味、功用等方面都可表现出升降特点。一般而言，质地轻者多主升，重者多主降。但亦有例外，如诸花皆升，旋覆独降；葛根在用量不同时，可表现出升降的双向作用。金代医家张元素根据药物的气味厚薄建立了升降浮沉理论。如"风升生，热浮长，湿化成，燥降收，寒沉藏"，根据药物气味厚薄，升降浮沉之性，并结合生长化收藏之理进行了药物分类。升降理论体现在方剂组成上，如对于脾胃内伤的各种病证，李东垣非常重视升降浮沉之理，治法重在补益脾胃、升发元气、滋降阴火等，代表方剂有补中益气汤、调中益气汤、升阳散火汤等。此外，诸如橘皮竹茹汤、丁香柿蒂散、交泰丸等都是根据升降理论制定的名方，同时也丰富了阴阳升降理论。

由于脏腑气机往往是升降相因、相反相成的，所以临床上升降之法往往并用。通常将不同升降作用的药物进行合理的配伍，使方药的作用与脏腑气机升降相因的规律相顺应，以升促降，以降促升，使气机顺畅，疗效提高。前人在长期的临床实践中，归纳出多组升降药对，如麻黄宣肺平喘，沉香降气纳气，合用以止咳平喘；葛根升发清阳，大黄通降腑气，二者合用升清降浊以治痢疾；桔梗升散肺气，琥珀通降利尿，取提壶揭盖之法共治癃闭；木蝴蝶升散利咽，柿蒂顺气降逆，两药上散下降以治梅核气等等（徐作桐.气机升降理论的临床应用.山东中医学院学报，1994，18（1）：14-16.）。《本草纲目》曰："酸咸无升，甘辛无降，寒无浮，热无沉，其性然也。而升者引之以咸寒，则沉而直达下焦，沉者引之以酒，则浮而上至巅顶……是升降在物亦在人也。"

此外，在用药上根据辨证需要权衡方内升降药物的比例。如调整脾胃清浊升降失调的方剂中，升清的药量总是大于降浊的药量。李东垣清暑益气汤以补药及升散药为主力，只用少量的青皮、黄柏、泽泻降浊。

（4）重视脾胃的枢纽作用。脾胃气机的升降对维持整体气机升降平衡协调起着重要的枢纽作用。《脾胃论》曰："其治肝心肺肾有余不足，或补或泻，惟益脾胃之药为切。"《医权初编》亦指出："治病当以脾胃为先。若脾胃他脏兼而有病，舍脾胃而治他脏，无益也。"如治不寐，《备急千金要方》之磁朱丸（又名神曲丸）在用磁石与朱砂重镇安神，交通心肾的同时，运用大量神曲，消谷健脾，斡旋中焦，既有助于心肾相交，水火既济，又可防金石之品质重碍胃。再如治君相火动，心肾不交之遗精，《沈氏尊生方》之黄连清心饮，方中以黄连清心火，生地黄滋阴凉血，当归、枣仁和血安神，茯神、远志养心宁志，交通心肾，兼以人参、甘草、莲子益气和中健脾，协调心肾，以助交通。对于上下皆热，壮热充实于上下所致遗精者，《医学衷中参西录》用坎离互根汤。方中鸡子黄、玄参滋肾补阴降火，生石膏清热泻火，茅根"下五淋，除客热在肠胃"（《名医别录》），参、草、山药调理脾胃，和济水火。

第二节　血

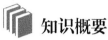 **知识概要**

中医学中血的概念内涵应包括三个方面：

一是指循行于脉中的富有营养的红色液态物质，是构成人体和维持人体生命活动的基本物质之一。

二是依据"气一元论"，血与气异名而同类，《灵枢·营卫生会》曰："夫血之与气，异名而同类。"《灵枢·决气》也将血归于"六气"之一，血与气在本质上属同类，只是存在形态、特性、作用不同而已，但二者又相互化生，互根互用。因此，血又有"气"的概念。《素问·调经论》云："血有余则怒，不足则恐。""有余"与"不足"显然不只限于血，主要与肝气盛衰有关，故《灵枢·本神》又云："肝气虚则恐，实则怒。"《医宗金鉴·删补名医方论》云："如遇血崩血晕等证，四物不能骤补，而反助其滑脱，则又当补气生血，助阳生阴长之理，盖此方能补有形之血于平时不能生无形之血于仓卒。"

三是血相对于气而言，虽为有形，但中医并不关注其组成成分，或从形质上对其作定性定量的研究，而是更注重于血的濡养功能。临床上，中医所谓的"血虚"并不完全等同于西医所谓的"贫血"。

血的生成以水谷精微和肾精为主要物质基础，通过脾胃、心肺、肝肾等相关脏腑的综合作用而成。血为全身各脏腑组织器官的功能提供营养，同时也是神志活动的物质基础。

《内经》是血液循环的最早发现者，《素问·经脉别论》云："食气入胃，散精于肝……食气入胃，浊气归心，淫精于脉，脉气流经，经气归于肺，肺朝百脉，输精于皮毛，毛脉合精，行气于府，府精神明，留于四脏，气归于权衡。"该篇最早提出血液由心→经脉→肺→心→经脉→四脏（全身）的运行路线，指出水谷精微化为血液并进入血液循环的大体方向。血液正常运行的基本条件：①血液要充盈；②脉道要完整通畅；③全身各脏腑功能正常，特别是心、肺、肝、脾四脏。

第三节　津　液

 知识概要

津液是人体一切正常水液的总称，包括各脏腑组织的内在体液及其正常分泌物，如胃液、肠液、涕、泪、唾等。津：性质较清稀，流动性较大，布散于体表皮肤、肌肉和孔窍，并渗注于血脉，起滋润作用。液：性质较稠厚，流动性较小，灌注于骨节、脏腑、脑、髓等组织，起濡养作用。《灵枢·五癃津液别》云："腠理发泄，汗出溱溱，是谓津……谷入气满，淖泽注于骨，骨属屈伸，泄泽补益脑髓，皮肤润泽，是谓液。""津液各走其道，故三焦出气，以温肌肉，充皮肤，为其津，其流而不行者为液。"津和液虽有区别，但生理上津液常并称，几无分别；在病理上，"伤津"轻而"脱液"重。

津液的生成是在脾的主导下，由胃、小肠、大肠等脏腑参与而共同完成的（图5-3）。

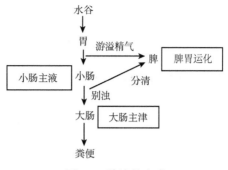

图5-3　津液的生成

《素问·经脉别论》曰："饮入于胃，游溢精气，上输于脾，脾气散精，上归于肺，通调水道，下输膀胱，水精四布，五经并行。"津液输布与排泄的生理过程，需要多个脏腑的综合调节，其中尤以肺、脾、肾三脏为要，特别是肾的功能最为关键。《景岳全书·肿胀》曰："盖水为至阴，故其本在肾；水化于气，故其标在肺；水惟畏土，故其制在脾。"《素问·逆调论》曰："肾者水脏，主津液。"津液的代谢与心亦有关系：①心为君主之官，五脏六腑之大主。②"中焦蒸水谷之津液，化而为血，独行于经隧"（《侣山堂类辨·辨血》），"津液和调，变化而赤为血"（《灵枢·痈疽》）。心属火，为阳中之太阳，主一身之血脉。津液和血液赖心阳之动力，方能正常运行。③心主血脉，津血同源，在运行输布过程中相辅相成、相互交会、相互化生。④心在液为汗。李中梓《医宗必读》云："心之所藏，在内者为血，发于外者为汗，汗者心之液也。"故中医有"血汗同源"之说。

津液的功能：①滋润和濡养作用。②化生血液。津液经孙络渗入血脉之中，成为化生血液的基本成分之一。《灵枢·痈疽》曰："中焦出气如雾，上注溪谷，而渗孙脉，津液和调，变化而赤为血。"③调节机体的阴阳平衡。④排泄代谢产物。⑤运载全身之气。

第四节　气、血、津液之间的关系

 知识概要

"气中有血，血中有气，气与血不可须臾相离，乃阴阳互根，自然之理也"（《难经本义》），"人之一身，皆气血之所循行，气非血不和，血非气不运，故曰：气主煦之，血主濡之"（《医学真传·气血》），气和血的关系可概括为"气为血之帅"，"血为气之母"。

"气为血之帅"包含着三方面的意义：

（1）气能生血。《温病条辨·治血论》云："血虚者，补其气而血自生。"《本草求真》曰："血属有形之物，必赖无形之气以为之宰，故参、芪最为生血之药。""前贤谓气能生血者……人身有一种气，其性情功力能鼓动人身之血，由一丝一缕化至十百千万，气之力止而后血之数亦止焉。常见人之少气者，及因病伤气者，面色络色必淡，未尝有失血之症也，以其气力已怯，不能鼓化血汁耳。此一种气，即荣气也，发源于心，取资于脾胃，故曰心生血，脾统血，非心脾之体能生血统血也，以其藏气之化力能如此也"（周学海《读医随笔·气能生血血能藏气》）。

（2）气能行血。"气行乃血流"（《素问·五脏生成论》王冰注），宋·杨士瀛《仁斋直指方论·血荣气卫气论》云："盖气者，血之帅也。气行则血行，气止则血止，气温则血滑，气寒则血凝,气有一息之不运,则血有一息之不行。""运血者即是气"(《血证论·阴阳水火气血论》)。

(3)气能摄血。"人生之身,总之以气统血","血之运行上下,全赖乎脾"(《血证论·脏腑病机论》),"血所以丽气,血所以统血。非血之足以丽气也,营血所到之处,则气无不丽焉;非气不足以统血也,卫气所到之处,则血无不统焉。气为血帅故也"(《张聿青医案》)。清·程国彭《医学心悟》云:"有形之血不能速生,无形之气速当急固。"

"血为气之母"是指血能养气和血能载气,《血证论·阴阳水火气血论》云"载气者,血也"、"守气者即是血",清·王九峰《王九峰医案》云:"气赖血补。"清·高士宗《医学真传》云:"气非血不和。"

气和津液的关系:气能生津、行津、摄津;津能载气。血和津液的关系:津液和血液同源于水谷精微,被输布于肌肉、腠理等处的津液,不断地渗入孙络,成为血的组成部分,即所谓"津血同源"。血与津液在运行输布过程中相辅相成,互相交会,津可入血,血可成津,"水中有血,血中有水"、"水与血原并行而不悖"(《血证论·阴阳水火气血论》)。在病理上血与津液又相互影响,失血过多时,脉外之津液渗入脉中以补偿血的不足,因而导致脉外津液的不足,出现口渴、尿少、皮肤干燥等症状;津液大量损耗,不仅渗入脉内之津液不足,甚至脉内之津液还要渗出于脉外,形成血脉空虚、津枯血燥的病变。所以中医有"夺血者无汗","夺汗者无血","衄家不可发汗","亡血家不可发汗"之说。

知识巩固

一、单项选择题（下列五个备选答案中只有一个是最佳或最恰当的答案）

1. 宗气积于（　　　）
A. 息道　　　　　　　　B. 喉咙　　　　　　　　C. 胸中
D. 气街　　　　　　　　E. 脑

2. 能使血液不逸出于脉外的是气的（　　　）
A. 推动作用　　　　　　B. 温煦作用　　　　　　C. 防御作用
D. 固摄作用　　　　　　E. 气化作用

3. 以肺吸入的清气与水谷精气为主要组成部分的气称作（　　　）
A. 营气　　　　　　　　B. 中气　　　　　　　　C. 宗气
D. 卫气　　　　　　　　E. 以上均非

4. 血的生成与哪个脏腑的关系最密切（　　　）
A. 肝　　　　　　　　　B. 气　　　　　　　　　C. 肺
D. 脾　　　　　　　　　E. 心

5. 津液输布的主要通道为（　　　）
A. 血管　　　　　　　　B. 经络　　　　　　　　C. 三焦
D. 腠理　　　　　　　　E. 脏腑

6. "吐下之余定无完气"的理论根据为（　　　）
A. 津能载气　　　　　　B. 气能生津　　　　　　C. 气能行津
D. 气能摄津　　　　　　E. 津能养气

7. 人体生命活动的原动力是（　　　）

A. 水谷精气 　　　　　B. 营气 　　　　　C. 卫气

D. 元气 　　　　　E. 以上均非

8. 具有慓悍滑疾特性的气是（　　　）

A. 营气 　　　　　B. 卫气 　　　　　C. 元气

D. 宗气 　　　　　E. 以上均非

9. 使津液变成汗、尿是气的（　　　）

A. 推动作用 　　　　　B. 固摄作用 　　　　　C. 气化作用

D. 温煦作用 　　　　　E. 以上均非

10. 机体从饮食物中吸取的营养物质是（　　　）

A. 谷气 　　　　　B. 清气 　　　　　C. 水气

D. 正气 　　　　　E. 以上均非

11. 卫气分布在（　　　）

A. 中焦 　　　　　B. 脉外 　　　　　C. 下焦

D. 胸中 　　　　　E. 以上均非

12. 与尿液的生成和排泄关系最密切的是（　　　）

A. 脾 　　　　　B. 肺 　　　　　C. 肝

D. 肾 　　　　　E. 以上均非

13. 把水谷精微转化为津液属下列气的哪项作用（　　　）

A. 气能生津 　　　　　B. 气能行津 　　　　　C. 气能摄津

D. 津能载气 　　　　　E. 以上均非

14. 易于感冒是气的（　　　）减退的表现

A. 推动作用 　　　　　B. 温煦作用 　　　　　C. 防御作用

D. 固摄作用 　　　　　E. 气化作用

15. 人的生长发育靠气的（　　　）

A. 推动作用 　　　　　B. 温煦作用 　　　　　C. 气化作用

D. 防御作用 　　　　　E. 固摄作用

16. 具有营养全身和化生血液作用的气是（　　　）

A. 谷气 　　　　　B. 元气 　　　　　C. 卫气

D. 营气 　　　　　E. 以上均非

17. 治疗血瘀，吐血病证时常酌配补气、行气、降气等药物的依据是（　　　）

A. 气能生血 　　　　　B. 气能行血 　　　　　C. 气能摄血

D. 血能载气 　　　　　E. 以上均非

18. 下列称作"血府"的是（　　　）

A. 肝 　　　　　B. 心 　　　　　C. 冲脉

D. 脉管 　　　　　E. 营气

19. 肺所宣发的气是（　　　）

A. 宗气 　　　　　B. 水谷之气 　　　　　C. 卫气

D. 精气 　　　　　E. 营气

20. 具有营养全身和化生血液作用的气是（　　　）

A. 元气 　　　　　B. 宗气 　　　　　C. 营气

D. 卫气　　　　　　　　　　E. 以上均非

二、多项选择题（下列五个备选答案中有二个或二个以上的正确答案）

1. 气机失调的类型有（　　　）

A. 气虚　　　　　　　　B. 气滞　　　　　　　　C. 气逆

D. 气陷　　　　　　　　E. 气闭

2. （　　　）是气生成的原材料

A. 先天精气　　　　　　B. 肾气　　　　　　　　C. 脏腑之气

D. 自然界清气　　　　　E. 饮食水谷精气

3. 津液的生理功能是（　　　）

A. 润泽肌肤、孔窍　　　B. 滑利关节　　　　　　C. 化生血液

D. 充养脑髓　　　　　　E. 温煦脏腑

4. 宗气分布部位是（　　　）

A. 胸中　　　　　　　　B. 喉咙　　　　　　　　C. 经络

D. 心脉　　　　　　　　E. 气街

5. 气机失调可导致（　　　）

A. 血行迟缓　　　　　　B. 自汗或无汗　　　　　C. 嗳气

D. 津液停滞　　　　　　E. 胁肋胀闷

6. "津血同源"说的依据是（　　　）

A. 津能载气而血为气母　　　　　　　　B. 津可化血

C. 血可化津　　　　　　　　　　　　　D. 津与血的生成都来源于水谷精气

E. "夺血者无汗，夺汗者无血"

7. 血的营养滋润作用具体表现在（　　　）

A. 面色的红润　　　　　B. 肌肉的丰满　　　　　C. 脉搏和缓有力

D. 皮肤和毛发润泽有华　E. 感觉和运动的灵活自如

8. 津的主要布散部位是（　　　）

A. 体表皮肤肌肉　　　　B. 血脉之中　　　　　　C. 孔窍

D. 骨节　　　　　　　　E. 脑髓

9. 与气的生成密切相关的脏腑有（　　　）

A. 肾　　　　　　　　　B. 肝　　　　　　　　　C. 脾胃

D. 肺　　　　　　　　　E. 心

10. 气为血帅是指（　　　）

A. 气随血脱　　　　　　B. 气能生血　　　　　　C. 气能行血

D. 气能摄血　　　　　　E. 血能载气

答案（内容请扫二维码）

 古代文献选录（内容请扫二维码）

 现代研究进展（内容请扫二维码）

第六章 经络学说

问题导学

1. 经络是如何发现的？其与现代医学中的血管、神经、淋巴系统等有何不同？
2. 如何理解针灸双向调节作用？

第一节 经络系统概述

知识概要

经络，是经脉和络脉的总称。"经为主干，络为分支"。经络系统包括经脉系统、络脉系统和连属体系。经脉和络脉为主体，向内连属于脏腑，在外连属于筋肉、皮肤。经脉系统包括十二经脉、奇经八脉、十二经别；络脉系统包括十五别络、孙络、浮络；连属体系包括内属（脏腑同十二经脉直接络属）和外连（十二经筋和十二皮部）。经络是人体的重要组成部分，其生理功能主要表现在沟通联络、运行气血、感应传导、调节平衡等方面。

第二节 十二经脉与奇经八脉

知识概要

十二经脉是经络系统的核心部分，经别和络脉等都是从十二经脉中分出。十二经脉的名称包括三方面内容，手、足，阴、阳，脏、腑。十二经脉的走向交接规律：《灵枢·逆顺肥瘦》曰："手之三阴，从脏走手；手之三阳，从手走头；足之三阳，从头走足；足之三阴，从足走腹。"

十二经脉的气血流注是先经过手足太阴、阳明经，然后流注到手足少阴、太阳经，最后流注到手足厥阴、少阳经脉，然后由足厥阴肝经再回到手太阴肺经完成大回环（"首尾相贯，如环无端"）并开始新一轮的气血循环流注。

十二经脉在人体的分布具有明显规律性。头面部：手足三阳经皆会于头面部，《难经·四十七难》曰："人头者，诸阳之会也。"面额部：手足阳明经；面颊部：手太阳经；耳颞部：手足少阳经；头顶、枕项部：足太阳经。躯干部：手三阴经均从腋下出于体表。手三阳经行于肩胛部。足三阳经则阳明经行于前（胸腹）、太阳经行于后（背部）、少阳经行于侧面。足三阴经均行于腹面。行于腹面的经脉自内向外是少阴肾经→阳明胃经→太阴脾经→厥阴肝经。四肢部：阴经行于内侧，阳经行于外侧。一般规律是太阴、阳明行于前缘，少阴、太阳行于后缘，厥阴、少阳行于中线（内踝上八寸以下，足厥阴在前，足太阴经在中；内踝上八寸以上，足太阴经在前，足厥阴经在中）。

十二经脉以手足、阴阳命名，阳经循行于手足的外侧面，阴经循行于手足的内侧面。四肢内外侧面都以前、中、后分布三阴三阳，一般规律是太阴、阳明行于前缘，少阴、太阳行于后缘，厥阴、少阳行于中线。

十二经脉的表里关系，见图 6-1。

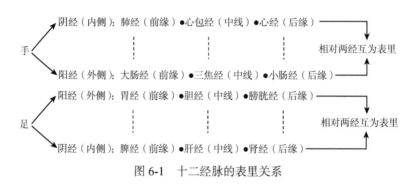

图 6-1　十二经脉的表里关系

十二经脉的生理功能：加强内脏之间的联系；加强内脏与五体的联系；加强内脏与官窍的联系；运行气血，协调阴阳，传导感应，调整虚实。

奇经八脉，是督脉、任脉、冲脉、带脉、阴跷脉、阳跷脉、阴维脉、阳维脉的总称。奇经是与正经相对而言的，由于其分布不如十二经脉那样有规律，与五脏六腑没有直接的属络联系，相互之间也没有表里关系，有异于十二正经，故曰"奇经"。又因其数有八，故曰"奇经八脉"。

督、任、冲三脉皆起于胞中，同出于会阴，然后别道而行，分布于腰背胸腹等处，故称此三脉为"一源三歧"。人体经脉多为纵行，带脉横围于腰腹，绕身一周，状如束带。

奇经八脉有联络、统帅、调节十二经脉的功能。

 阐发与运用

一、古代经脉图解读

对于经络学说，现行高等中医药院校教材通用的说法是："经络学说来源于医疗实践，其形成和发展，是与我国独特的医疗保健方法如针灸、按摩、气功等的应用是分不开的。"并将现存最早的经络理论，由原来的《内经》，推到湖南长沙马王堆和湖北江陵张家山出土的简帛医书（《足臂十一脉灸经》、《阴阳十一脉灸经》、《脉书》等）时代（张建斌．经络千古裂变－理论演变与临床应用的断代研究．北京：人民卫生出版社，2017：3.）。但这些早期经络文献都只有脉，宋以前经络图多称"脉图"，到了宋代才明确称作"经络图"，又称为"环中图"、"外景图"（与表现内脏的"内景图"相对应）。宋代以后，经穴图有混作经络图的趋势，甚至出现了经穴、经络合二为一的现象，直到《医宗金鉴》时，才第一次明确将经络图与经穴图分开，不仅绘制了全部十二条经脉图，而且首次绘制了奇经八脉图。

看古代经脉图，会发现其绘制与现代出版物中的经络、经穴挂图有很大不同。现代经络、经穴图往往循行路线比较复杂，多曲折弯绕，古代经脉图往往更简洁，更像是点与点之间圆滑的曲线。这样巨大的差异，问题出在哪？

黄龙祥认为，"能从古代经脉图中读出什么，取决于采用什么样的读图方式—是按图索骥，还是得意忘形！"这里就提出经脉图的两种画法，是写实图，还是写意图？（黄龙祥. 黄龙祥看针灸. 北京：人民卫生出版社，2008：39.）要回答这一问题，就需搞清楚经络学说的构建方法与过程。

传世的"络脉学说"文献变化不大，较多地保留其早期形态的基本特点，只有一个诊脉部位，一个代表穴——络穴，诊络部位与络穴部位、络脉与络穴名称、络脉病候与络穴主治完全相同，十二络脉循行线就是诊络点与诊络病候最远隔部位两点（或多点）之间的连线，主要反映的是人体体表与体表的上下联系。

络脉学说正是今人理解古代"经脉"概念形成的一个"活化石"。其形成过程与络脉的情形完全相同，在其理论形成之前，先是在四肢腕踝附近发现几个诊脉处，这些诊脉处的"脉口"即成为相应经脉的起点，同时也是针灸治疗部位——"经穴"，它们的主治病证即相应"脉口"的诊脉病候。络脉的代表穴称作"络穴"，那么相对应的经脉的代表穴应称作"经穴"，而"经穴"已用作归入十二经脉所有穴位的统称，故将经脉的代表穴——十二原穴称作"经脉穴"。这时绘出的经脉线，即是原穴与治疗部位的简单连线，只是示意图，而非具体的循行路线。基于这一分析，不难判定：经络学说的科学价值不在于那十二条"线"，而在于这些线所捆绑的经验事实及由此而导出的一般规律。

所有的古代经脉图都是示意图，那么古人通过这种图究竟向我们传达什么意义？古人是通过经脉图表达他们发现的人体上下内外特定部位间的相关联系的规律，至于这些特定部位间通过什么途径，以什么样的复杂方式发生联系，则需要我们今天通过大量的实验去寻求答案，示意图里没有现成的答案（黄龙祥，黄幼民. 图说中医·针灸. 北京：人民卫生出版社，2011：30.）。

二、阴阳学说与经络

阴阳学说是中医理论构建的哲学基础，《内经》以阴阳的运动形式和规律来说明人体的组织结构，概括人体的生理功能，阐释疾病的病理变化，以及指导疾病的诊断和防治。经脉是气血运行的通路，气血在经脉中的运行受到多种因素的影响，如个体的体质、年龄、性别，以及天地自然阴阳之气的变化等。因此，十二经脉气血的多少始终是动态变化的，并直接影响到经脉-经脉间、经脉-脏腑间、脏腑-脏腑间、脏腑-形体官窍间的联系和功能。

《内经》将阴阳各分为三，《素问·至真要大论》曰："愿闻阴阳之三也，何谓？岐伯曰：气有多少，异用也。"《素问·天元纪大论》曰："阴阳之气各有多少，故曰三阴三阳也。"三阴为太阴、少阴、厥阴；三阳为太阳、少阳、阳明。所谓太者，大，极也；少者，小也。关于阳明，《素问·至真要大论》曰："阳明何谓也？岐伯曰：两阳合明也。"《灵枢·阴阳系日月》曰："两火并合，故为阳明。""阳明者，言阳盛之极也"（《类经·经络类》）；关于厥阴：《素问·至真要大论》曰："厥阴何也？岐伯曰：两阴交尽也。"

阴阳学说在中医学领域中的运用，从养生到治疗疾病，其中最核心的思想是"求衡"，这也是中医认识人体生命活动和治疗疾病的重要指导思想。中医始终追求阴阳对立双方的不断量变能够达到一种相对平衡的状态。《内经》中的三阴三阳模式不仅是符合自然界物质变化的一般规律的，即物质世界的运动都有一个由初升到极盛，再转向衰弱的过程；同时更为具体地阐述了阴阳对立制约、互根互用、消长转化的基本思想。从《内经》的论述可知，三阴三阳的划分主要是依据阴阳"量"的多少，而"太阳、少阳、阳明，太阴、少阴、厥阴"实际上是表示阴阳量变的不同程度。"阳明"是阳分出少阴、厥阴而成；太阳是阳分出少阴而成；少阳是阴中分出的阳。阳气强弱的次序是阳明→太阳→少阳。太阴是阴分出少阳而成；少阴是阳中分出的阴；厥阴是太阳分出的阴。阴气的强弱次序是太阴→少阴→厥阴。阴与阳是两种不同"质"的对立，不同"质"的形成必须有量的积累，存在着量的逐步递增或递减的连续过程，如何看待这一过程或由量变到质变的中间阶段？两阳合明为阳明，是阳最盛的状态；两阴交尽为厥阴，是阴盛极而衰的状态，但二者都表达了阴阳双方盛极而衰的临界状态，也是发生阴阳质变的临界点。

以三阴三阳作为命名十二经脉的基础，说明十二经脉有阴阳气血盛衰的不同（表 6-1）。《素问·血气形志》曰："夫人之常数，太阳常多血少气，少阳常少血多气，阳明常多气多血，少阴常少血多气，厥阴常多血少气，太阴常多气少血，此天之常数。"

表 6-1　《素问·血气形志》所论经脉气血多少

经脉名称	阳明	太阳	少阳	太阴	厥阴	少阴
气血状况	多气多血	多血少气	少血多气	多气少血	多血少气	少血多气

依据《素问·血气形志》的论述，十二经脉中属多气多血之经有两条：手阳明大肠经和足阳明胃经；多血少气之经有四条：手太阳小肠经、足太阳膀胱经、手厥阴心包经、足厥阴肝经；多气少血之经有六条：手太阴肺经、足太阴脾经、手少阴心经、足少阴肾经、手少阳三焦经、足少阳胆经。

从十二经脉气血流注来看（图 6-2），气血的流注是先经过手足太阴、阳明经（阴阳之气最盛之经脉），然后流注到手足少阴、太阳经（阴阳之气较多之经脉），最后流注到手足厥阴、少阳经脉（阴阳之气最少之经脉），然后由足厥阴肝经再回到手太阴肺经完成大回环并开始新一轮的气血循环流注。

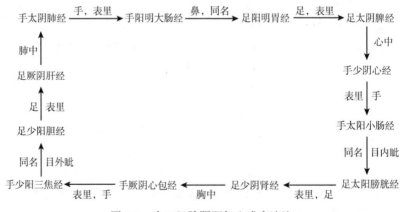

图 6-2　十二经脉阴阳气血盛衰流注

从图 6-2 可发现一些规律：

（1）在头面（头、鼻、目）和手足交接的经脉，表里经和同名经相交接时，阴阳二气为等量变化，如手太阴和手阳明、手阳明和足阳明；手足相交时，则阴阳性质互变（如手太阴与手阳明、足阳明与足太阴）；而在头面相交的经脉，则阴阳性质不变（如手阳明和足阳明）。

（2）在胸部（心中、胸中、肺中）交接的经脉，阴阳二气为不等量变化，由盛变弱或由弱变盛，如足少阴交于手厥阴、足厥阴交于手太阴、足太阴交于手少阴。

（3）阴阳经相交接时，阴阳二气为等量变化，如手太阴交于手阳明、足阳明交于足太阴、足少阳交于足厥阴、足太阳交于足少阴。但阴经交阴经时，阴阳二气为不等量变化，如足太阴交手少阴。阳经交阳经时，阴阳二气则为等量变化，如手阳明交足阳明。

（4）表里经相交接时，阴阳二气将发生质的变化。因表里经都相交于手足，手足为阳气和阴气的变换之所。

（5）经脉由阴变阳，在手；由阳变阴，在足。手在上属阳属天，足在下属阴属地。手足经脉循行也是按照天地之气的循环模式，即"天气为阳，阳必降；地之气为阴，阴必升"。

此外，从图 6-2 可知，经脉气血的流注方向是与阴阳气"量"由盛至衰方向相一致的，阴经是由阴气最盛的手太阴经流向阴气最少的足厥阴经，而阳经则是由阳气最多的手阳明经流至阳气最少的足少阳经，这种由盛而衰的落差，使得十二经脉的流注呈现出一种由高向低流动特征，这种落差所产生的势能，也许是经脉气血流注的一种原动力。关于经脉气血流注的动力，也与阴阳的交感有关。如足阳明胃经与足太阴脾经的交接，足阳明经气下行，足太阴脾气上行，上下升降，阴阳交感；再如表里两经的联系，《素问·太阴阳明论》曰："故阴气从足上行至头，而下行循臂至指端；阳气从手上行至头，而下行至足。"亦体现了阴阳的交感。阴阳之间的吸引感应也是经脉气血流注的一种动力。

第三节　经络学说的应用

知识概要

经络有通行气血、感应传导及联络脏腑组织等作用，在发生病变时，经络也就成为病邪由表及里、体内病变反映于体表、脏腑病变传变的途径，故经络学说可用于阐释病理变化。

经络循行起止有一定的部位，属络相应脏腑，内脏的疾病可通过经络反映于相应的形体部位。根据经脉的循行部位和所属络脏腑的生理病理特点来分析各种临床表现，可推断疾病发生在何经、何脏、何腑，并且可根据症状的性质和先后次序来判断病情的轻重及发展趋势。

经络还可以指导疾病治疗。针灸、推拿疗法本身就是以经络学说作为理论基础的常用治病保健方法。经络还可以指导药物治疗，中药除了有性、味、功效外，还有归经，即某些药物能引导其他药物选择性地治疗某经、某脏的疾病，使得药物运用更为灵活多变，反映了临床用药的一些特殊规律。

阐发与运用

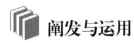

一、药物归经

经络学说用于指导临床用药的一个重要理论就是"药物归经"理论。所谓"归经"是指某一药物对某经或某一脏腑有特殊选择性的作用。"药物归经"也就是"分经用药"，即辨明病证所属的经络和脏腑，选用对某经或某一脏腑有特殊选择性作用的药物进行治疗。

药物归经理论的形成可追溯到《内经》,《素问·宣明五气》曰:"五味所入,酸入肝,辛入肺,苦入心,咸入肾,甘入脾,是谓五入。"张仲景《伤寒杂病论》的分经用药,也为归经理论的形成奠定了基础。至金元时期,张元素、李东垣明确提出某药入某经,正式把归经作为药性的主要内容加以论述,创立了"引经报使"理论,提出了十二经的引经药和报使药。清代药学专著如《松崖医经》、《务中药性》、《得配本草》等系统总结了十二经归经药,《本草分经》等还列出及修订了入奇经八脉的药物。

药物归经理论是以脏腑经络为基础的,尽管古人常常从药物的特性(形、色、气、味等)来分析和归纳药物的作用及其作用特点、部位、归经(表6-2)。但药物归于何脏腑或何经,最终是由其在临床应用中所表现出的实际效用来确定的。如苍术辛苦温,能燥湿健脾,可治疗湿阻中焦证,故归脾胃经。干姜辛热能回阳复脉、温中散寒、温肺化饮,可治亡阳厥逆、脾胃虚寒及寒饮咳喘等,故归心脾胃和肺经。

表 6-2　药物特性与归经

色	味	气	性	归经
青	酸	臊	木	足厥阴肝经、足少阳胆经
赤	苦	焦	火	手少阴心经、手太阳小肠经
黄	甘	香	土	足太阴脾经、足阳明胃经
白	辛	腥	金	手太阴肺经、手阳明大肠经
黑	咸	腐	水	足少阴肾经、足太阳膀胱经

二、引经药

所谓"引经",即"引经报使",引经药是指在整个复方中,能够引导诸药直达病所,从而更好地发挥治疗作用的药物。《医医病书》曰:"药之有引经,如人之不识路径者,用响导也。"沈石匏言:"引经之药,剂中用为向导,则能接引众药,直入本经,用力寡而获效捷也。"引经药的认识和理论肇始于先秦,《神农本草经》菌桂条就有了"诸药之先聘通使"的记载,《名医别录》中记载了肉桂"宣导百药"。北宋·寇宗奭在《本草衍义》泽泻条说:"张仲景八味丸用之者,亦不过引接桂、附等归就肾经,别无他意。"金·张元素列举十二经引经药时称"通经药以为使",李东垣在《用药心法》确定了六经各自的引经药。清·沈金鳌《要药分剂》、姚澜《本草分经》等,则把引经药分类细化,并有专科专属引经药。

1. 引经药分类

综合历代医家对引经药的分类,主要有两种:一种按十二经脉分(表6-3);一种按六经分(表6-4)。

表 6-3　按十二经脉分类的引经药

经脉名称	引经药物
手太阴肺经	桔梗、升麻、葱白、辛夷
手阳明大肠经	白芷、石膏
足阳明胃经	白芷、石膏、葛根
足太阴脾经	升麻、苍术

续表

经脉名称	引经药物
手少阴心经	细辛、黄连
手太阳小肠经	木通、竹叶
足太阳膀胱经	羌活
足少阴肾经	肉桂、细辛
手厥阴心包络经	柴胡、丹皮
手少阳三焦经	连翘、柴胡
足少阳胆经	柴胡、青皮
足厥阴肝经	柴胡、川芎、青皮、吴茱萸

表 6-4　按六经分类的引经药

经脉名称	引经药物
太阳经	羌活、防风、藁本
阳明经	升麻、白芷、葛根
少阳经	柴胡
太阴经	苍术
少阴经	独活
厥阴经	细辛、川芎、青皮

2. 引经药的主要功效

（1）引药上行：具有代表性的药物是桔梗。清·汪昂《本草备要》认为桔梗："为诸药舟楫，载之上浮，能引苦泄峻下之剂。至于至高之分成功。"

（2）引药下行：具有代表性的药物是牛膝。《本草分经》认为牛膝："能引诸药下行。"

（3）引药达病所：如桑枝引诸药走四肢；羌活引诸药达上半身及头项；独活引诸药达下半身等。朱丹溪在《丹溪心法·头痛》中首次对头痛引经药的使用进行了阐述："头痛须用川芎，如不愈，各加引经药。太阳，川芎；阳明，白芷；少阳，柴胡；太阴，苍术；少阴，细辛；厥阴，吴茱萸。"清·汪昂又进一步补充："头痛引经药：太阳，羌活；阳明，白芷；少阳，柴胡；太阴，苍术；厥阴，吴茱萸；少阴，细辛。"

（4）引导气血：如补中益气汤中用柴胡、升麻引清气上行而治疗清气下陷、脏器脱垂之证。金匮肾气丸用肉桂引导上浮之虚阳下归于肾。镇肝熄风汤重用牛膝引血下行以降逆潜阳，镇肝息风，以防"血之与气，并走于上"之"大厥"。

（5）引火归原：具有代表性的药物是肉桂。对虚阳上越诸证和阴盛格阳之证，方药中配以肉桂可达到温肾助阳，引火归原之效。

（6）引邪外出：如导赤散和清瘟败毒饮用竹叶引热下行以清心除烦。玉女煎中用牛膝引邪热下行，降上炎之火而止上溢之血。叶天士在清营分血热之品中，用金银花、连翘引营分邪热外走气分，取"入营犹可透热转气"之妙。此外，引经药还有引药先入后出的作用，如青蒿鳖甲汤中青蒿与鳖甲配伍，方中青蒿不能直入阴分，有鳖甲领之入也；鳖甲不能独出阳分，有青蒿领之出也。两药相伍有"先入后出"之妙，共清阴分之邪热。

三、药引

药引是指具有增强药效、引药归经、减轻药物毒副作用及矫味作用的药物或食物。药引的主要类型：①引经药。②食物。主要有酒、盐、醋、蜂蜜、米汤、红糖、葱白、姜汤等。③其他，如童便等。

如凡服用治疗风寒湿痹、跌打损伤及妇女寒凝经闭等的中药或中成药用黄酒或白酒送服为佳，因酒性辛热，有温经通络、发散风寒之功。凡服用治疗肾虚的中药或中成药，宜以淡盐水送服，因盐味性寒，能引药入肾，有强筋壮骨、清热凉血、解毒防腐之功。凡治疗风寒表证、咳喘、脾胃虚寒、呕吐呃逆等疾患，最适用姜汤作引子，因姜有发汗解表、温中散寒、降逆止呕、温肺化痰等功效。再如参苓白术散的服法是枣汤调下。枣汤即药引子，除引药归经外，更能增强补气健脾之力。

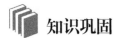 **知识巩固**

一、单项选择题（下列五个备选答案中只有一个是最佳或最恰当的答案）

1. 按十二经脉流注次序，胃经之前是（　　　）

A. 肝经 　　　　　　　　B. 大肠经 　　　　　　　　C. 心包经

D. 三焦经 　　　　　　　E. 小肠经

2. 与足太阳经起点相接的是（　　　）

A. 手少阴经 　　　　　　B. 手太阳经 　　　　　　　C. 手阳明经

D. 足少阴经 　　　　　　E. 手太阴经

3. 下列有表里关系的是哪一项（　　　）

A. 手太阴与手太阳 　　　B. 足厥阴与足少阳 　　　　C. 阴维脉与阳维脉

D. 任脉与督脉 　　　　　E. 足太阳与足少阳

4. 手太阳经络于（　　　）

A. 心 　　　　　　　　　B. 小肠 　　　　　　　　　C. 大肠

D. 肝 　　　　　　　　　E. 肾

5. 手太阴肺经行于上肢的部位是（　　　）

A. 外侧前缘 　　　　　　B. 外侧后缘 　　　　　　　C. 内侧中线

D. 外侧中线 　　　　　　E. 内侧前缘

6. 与行于下肢外侧中线的经脉相表里的经是（　　　）

A. 肺经 　　　　　　　　B. 肝经 　　　　　　　　　C. 脾经

D. 胆经 　　　　　　　　E. 肾经

7. 不是纵向循行的经脉是（　　　）

A. 冲脉 　　　　　　　　B. 督脉 　　　　　　　　　C. 任脉

D. 带脉 　　　　　　　　E. 阴维脉

8. 奇经八脉中，为"阴脉之海"的经脉是（　　　）

A. 阴维脉、阳维脉 　　　B. 带脉 　　　　　　　　　C. 阴跷脉、阳跷脉

D. 任脉 　　　　　　　　E. 督脉

9. 既称"血海"，又称"十二经脉之海"的经脉是（　　　）

A. 冲脉   B. 任脉   C. 督脉

D. 带脉   E. 肝脉

10. 循行过程中具有离、入、出、合特点的是（　　　）

A. 经别   B. 别络   C. 经筋

D. 皮部   E. 十二经脉

二、多项选择题（下列五个备选答案中有二个或二个以上的正确答案）

1. 分布于胸腹的经脉有（　　　）

A. 任脉   B. 肝经   C. 胃经

D. 脾经   E. 肾经

2. 经络的生理功能有（　　　）

A. 调节津液运行   B. 沟通上下内外，联络脏腑器官

C. 运行气血，营养脏腑组织   D. 调畅情志

E. 感应传导信息，调节机能平衡

3. 属于"一源三歧"的奇经是（　　　）

A. 冲脉   B. 任脉   C. 督脉

D. 带脉   E. 跷脉

4. 属于足厥阴经循行的部位有（　　　）

A. 阴器   B. 少腹   C. 两胁

D. 两乳   E. 巅顶

5. 经络学说指导疾病的诊断，下列哪些是正确的（　　　）

A. 两胁疼痛，多为肝胆疾病   B. 缺盆中痛，多是肺的病变

C. 前额疼痛，多与阳明经有关   D. 头两侧疼痛，多与少阳经有关

E. 巅顶疼痛，多与太阴经有关

答案（内容请扫二维码）

古代文献选录（内容请扫二维码）

现代研究进展（内容请扫二维码）

第七章　体　质

 问题导学

1. 从体质学的角度解读"治疗人所生的病"与"治疗生病的人"。
2. 试从"形神一体"观分析不同体质的人其形体与精神的相关性。

第一节　体质学说概述

 知识概要

体质，又称"素质"、"禀质"、"气质"、"形质"，是禀受于先天，获得于后天，在生长、发育和衰老过程中所形成的与自然、社会环境相适应的人体个性特征。

体质由形态结构、生理功能和心理特征三个方面构成，不同个体在这三个方面都存在着差异性。理想体质是指人体在禀赋的基础上，经过后天积极培育，使机体在这三方面处于最佳状态，即中医所说的"阴平阳秘"。

体质具有个体差异性、形神一体性、群体趋同性、相对稳定性、连续可测性、动态可变性和后天可调性等特点。

体质禀受于先天，长养于后天，受到多种因素的影响，包括先天禀赋、年龄、性别、饮食、劳逸所伤、情志、地理、疾病及针药等。

体质分类，方法众多。运用阴阳的分类方法对体质进行分类，是体质分类的基本方法。人体正常体质多分为阴阳平和质、偏阳质和偏阴质三种类型（表 7-1）。

表 7-1　体质阴阳分类法

分类	概念	生理特征	病理倾向	变化趋势
阴阳平和质	阴阳协调的体质	身体强壮，胖瘦适度	很少生病，即使患病，也易于治愈	体质不易改变
偏阳质	具有亢奋、偏热、多动等特性的体质	形体适中或偏瘦，较结实，功能健旺	对阳邪易感性较强，发病后多表现为热证、实证，易化燥伤阴	易演化成阳亢、阴虚、痰火等病理性体质
偏阴质	具有抑制、偏寒、喜静等特征的体质	形体适中或偏胖，体质较弱，容易疲劳	对寒、湿等阴邪的易感性较强，发病后多表现为寒证、虚证	易演化成阳虚、痰湿、水饮等病理性体质

第二节　体质学说的应用

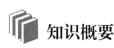 **知识概要**

　　体质与病因、发病、病机、辨证、治疗及养生预防均有密切关系，体质的差异性在很大程度上决定着疾病的发生发展、转归预后的不同，可作为个性化治疗的依据：①体质可以预测发病倾向，体质反映了机体自身阴阳寒热的盛衰偏倾，决定着个体对某些病邪的易感性、耐受性。②可以阐明发病原理，体质是正气盛衰偏颇的反映，而疾病发生与否主要取决于邪正的盛衰。③可以揭示病理变化，体质决定病机的从化。从化，即病情随体质而变化。④可以指导辨证论治，体质是辨证的基础，体质的差异性决定着发病后临床证候类型的倾向性，证候的特征中包含着体质的特征。⑤还可以指导养生防病，根据不同体质采用相应的养生方法和防病措施，纠正其体质之偏，以达到防治疾病、延年益寿之目的。

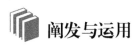 **阐发与运用**

一、九种常见体质的判定标准（中华中医药学会标准）

1. 平和质（A 型）

　　总体特征：阴阳气血调和，以体态适中、面色红润、精力充沛等为主要特征。
　　形体特征：体形匀称健壮。
　　常见表现：面色、肤色润泽，头发稠密有光泽，目光有神，鼻色明润，嗅觉通利，唇色红润，不易疲劳，精力充沛，耐受寒热，睡眠良好，胃纳佳，二便正常，舌色淡红，苔薄白，脉和缓有力。
　　心理特征：性格随和开朗。
　　发病倾向：平素患病较少。
　　对外界环境适应能力：对自然环境和社会环境适应能力较强。

2. 气虚质（B 型）

　　总体特征：元气不足，以疲乏、气短、自汗等气虚表现为主要特征。
　　形体特征：肌肉松软不实。
　　常见表现：平素语音低弱，气短懒言，容易疲乏，精神不振，易出汗，舌淡红，舌边有齿痕，脉弱。
　　心理特征：性格内向，不喜冒险。
　　发病倾向：易患感冒、内脏下垂等病；病后康复缓慢。
　　对外界环境适应能力：不耐受风、寒、暑、湿邪。

3. 阳虚质（C 型）

　　总体特征：阳气不足，以畏寒怕冷、手足不温等虚寒表现为主要特征。
　　形体特征：肌肉松软不实。

常见表现：平素畏冷，手足不温，喜热饮食，精神不振，舌淡胖嫩，脉沉迟。

心理特征：性格多沉静、内向。

发病倾向：易患痰饮、肿胀、泄泻等病；感邪易从寒化。

对外界环境适应能力：耐夏不耐冬；易感风、寒、湿邪。

4. 阴虚质（D 型）

总体特征：阴液亏少，以口燥咽干、手足心热等虚热表现为主要特征。

形体特征：体形偏瘦。

常见表现：手足心热，口燥咽干，鼻微干，喜冷饮，大便干燥，舌红少津，脉细数。

心理特征：性情急躁，外向好动，活泼。

发病倾向：易患虚劳、失精、不寐等病；感邪易从热化。

对外界环境适应能力：耐冬不耐夏；不耐受暑、热、燥邪。

5. 痰湿质（E 型）

总体特征：痰湿凝聚，以形体肥胖、腹部肥满、口黏苔腻等痰湿表现为主要特征。

形体特征：体形肥胖，腹部肥满松软。

常见表现：面部皮肤油脂较多，多汗且黏，胸闷，痰多，口黏腻或甜，喜食肥甘甜黏，苔腻，脉滑。

心理特征：性格偏温和、稳重，多善于忍耐。

发病倾向：易患消渴、中风、胸痹等病。

对外界环境适应能力：对梅雨季节及湿重环境适应能力差。

6. 湿热质（F 型）

总体特征：湿热内蕴，以面垢油光、口苦、苔黄腻等湿热表现为主要特征。

形体特征：形体中等或偏瘦。

常见表现：面垢油光，易生痤疮，口苦口干，身重困倦，大便黏滞不畅或燥结，小便短黄，男性易阴囊潮湿，女性易带下增多，舌质偏红，苔黄腻，脉滑数。

心理特征：容易心烦急躁。

发病倾向：易患疮疖、黄疸、热淋等病。

对外界环境适应能力：对夏末秋初湿热气候，湿重或气温偏高环境较难适应。

7. 血瘀质（G 型）

总体特征：血行不畅，以肤色晦暗、舌质紫暗等血瘀表现为主要特征。

形体特征：胖瘦均见。

常见表现：肤色晦暗，色素沉着，容易出现瘀斑，口唇暗淡，舌暗或有瘀点，舌下络脉紫暗或增粗，脉涩。

心理特征：易烦，健忘。

发病倾向：易患癥瘕及痛证、血证等。

对外界环境适应能力：不耐受寒邪。

8. 气郁质（H 型）

总体特征：气机郁滞，以神情抑郁、忧虑脆弱等气郁表现为主要特征。

形体特征：形体瘦者为多。

常见表现：神情抑郁，情感脆弱，烦闷不乐，舌淡红，苔薄白，脉弦。

心理特征：性格内向不稳定、敏感多虑。

发病倾向：易患脏躁、梅核气、百合病及郁证等。

对外界环境适应能力：对精神刺激适应能力较差；不适应阴雨天气。

9. 特禀质（I 型）

总体特征：先天失常，以生理缺陷、过敏反应等为主要特征。

形体特征：过敏体质者一般无特殊；先天禀赋异常者或有畸形或生理缺陷。

常见表现：过敏体质者常见哮喘、风团、咽痒、鼻塞、打喷嚏等；患遗传性疾病者有垂直遗传、先天性、家族性特征；患胎传性疾病者具有母体影响胎儿个体生长发育及相关疾病特征。

心理特征：随禀质不同情况各异。

发病倾向：过敏体质者易患哮喘、荨麻疹、花粉症及药物过敏等；遗传性疾病如血友病、先天愚型等；胎传性疾病如五迟（立迟、行迟、发迟、齿迟和语迟）、五软（头软、项软、手足软、肌肉软、口软）、解颅、胎惊等。

对外界环境适应能力：适应能力差，如过敏体质者对易致过敏季节适应能力差，易引发宿疾。

二、黄煌体质学说

近年来，南京中医药大学黄煌教授的体质学说得到越来越多中医人的关注。黄煌教授曾经问业于夏奕钧、邢鹏江。夏、邢两先生均是苏南名医朱莘农先生的弟子。朱莘农先生曰："医道之难也，难于辨证，辨证之难也，难于验体，体质验明矣，阴阳可别，虚实可分，病证之或浅或深，在脏在腑，亦可明悉，而后可以施治，此医家不易之准绳也。"强调了验体辨证的重要性。受其影响，再加上长期对经方的研究基础，黄煌教授开始注意到不同体型、不同体貌患者在辨证用药上的不同点，将临床诊疗的思路从单纯的症状辨别及对病论治转向辨体质论治（刘西强.浅淡黄煌体质学说.辽宁中医杂志，2018，36（8）：1166-1167.）。在"以人为本"的医学思想指导下，创造性地提出了"药人"、"方人"体质学说（黄煌. 经方的魅力. 2 版. 北京：人民卫生出版社，2007.）。

"药人"就是适合长期服用某种药物及其类方的体质类型，比如"桂枝体质"：是指桂枝证及桂枝类方方证的出现频度比较高的一种体质类型。外观特征：体型偏瘦，皮肤比较白，纹理比较细，少油光，肌表湿润；腹壁薄而无力，腹部多扁平，腹肌比较紧张；目有神采；唇淡红或暗，舌体柔软淡红或暗淡、舌面润，苔薄白；脉象常浮大、轻按即得，按之软弱，脉多缓或迟。好发症状：易出冷汗，汗后疲乏无力；心腹部悸动感，易头昏晕厥；易腹痛；易失眠多梦；易胸闷气促，易身体疼痛，对寒冷、疼痛敏感（黄煌. 中医十大类方. 3 版. 南京：江苏凤凰科学技术出版社，2019.）。从外观特征上，黄煌教授用林黛玉来比拟"桂枝体质"，而李逵、花和尚鲁智深等体格粗壮、皮肤黝黑、能喝大碗酒、能吃大块肉的英雄好汉，显然不属此类体质。"桂枝体质"的舌象比较有特点，黄煌教授据此提出了"桂枝舌"的概念。

"方人"即是对某方有效且适合长期服用此方的体质类型，它比"药人"更为具体明确，细化到某一方剂，并与疾病联系起来。比如"桂枝茯苓丸体质"：①隶属于桂枝体质。②该方的体质特征：面色多红或暗红或面部皮肤粗糙、鼻翼毛细血管扩张、唇色暗红、舌质暗紫等。腹部大体充实，脐两侧尤以左侧下腹更为充实、触之有抵抗。主诉大多伴有压痛，下肢皮肤干燥或起鳞屑，或静脉曲张，或足跟开裂，或感小腿抽筋。③多有头痛、便秘、腹痛、腰痛、心悸等症状，易患疾病有妇科病、男性生殖系统疾病、皮肤病、周围血管病变等（李淑萍.论黄煌的"人本"体质学说.中国中医基础医学杂志，2014，20（8）：1044，1072.）。

知识巩固

一、单项选择题（下列五个备选答案中只有一个是最佳或最恰当的答案）

1. 某人，形体偏瘦，面色红润，食欲旺盛，喜饮冷水，易出汗，性格外向，喜动好强，自制力较差，属于（　　　）

A. 偏阳质 B. 偏阴质 C. 阴阳平和质
D. 气郁质 E. 阳虚质

2. 具有抑制、偏寒、多静等特征的体质类型为（　　　）

A. 偏阳质 B. 偏阴质 C. 阴阳平和质
D. 气郁质 E. 血瘀质

3. 不易感受外邪，很少生病的体质类型为（　　　）

A. 偏阳质 B. 偏阴质 C. 阴阳平和质
D. 气郁质 E. 阳虚质

4. 具有亢奋、偏热、多动等特性的体质类型为（　　　）

A. 偏阳质 B. 偏阴质 C. 阴阳平和质
D. 气郁质 E. 阳虚质

5. 对风、暑、热等阳邪的易感性较强的体质类型为（　　　）

A. 偏阳质 B. 偏阴质 C. 阴阳平和质
D. 气郁质 E. 阳虚质

6. 形体适中或偏胖，体质较弱，容易疲劳的体质类型为（　　　）

A. 偏阳质 B. 偏阴质 C. 阴阳平和质
D. 气郁质 E. 血瘀质

7. 易演化成阳虚、痰湿、水饮等病理性体质的体质类型为（　　　）

A. 偏阳质 B. 偏阴质 C. 阴阳平和质
D. 气郁质 E. 血瘀质

8. 下列关于体质的说法错误的是（　　　）

A. 禀受于先天 B. 获得于后天 C. 有个体差别
D. 不可预测 E. 对某些疾病具有易感性

9. 下列不属于小儿体质特点的是（　　　）

A. 脏腑娇嫩 B. 形气未充 C. 易虚易实
D. 易寒易热 E. 代谢缓慢

10. 体质偏阳者在用药上，不宜于（　　　）

A. 甘寒 B. 酸寒 C. 咸寒
D. 清润 E. 温补

二、多项选择题（下列五个备选答案中有二个或二个以上的正确答案）

1. 影响体质的因素包括（　　　）

A. 先天   B. 情志   C. 年龄

D. 性别   E. 饮食

2. 偏阳质人对下列哪些邪气易感性较强（　　　）

A. 风   B. 暑   C. 热

D. 寒   E. 湿

3. 下列属体质特点的是（　　　）

A. 个体差异性   B. 形神一体性   C. 群体趋同性

D. 相对稳定性   E. 连续可测性

4. 偏阳质人感邪后易（　　　）

A. 热证   B. 实证   C. 虚证

D. 寒证   E. 化燥伤阴

5. 体质可以用于（　　　）

A. 预测发病倾向   B. 阐明发病原理   C. 揭示病理变化

D. 指导辨证论治   E. 指导养生防病

答案（内容请扫二维码）

古代文献选录（内容请扫二维码）

现代研究进展（内容请扫二维码）

第八章 病因与发病

 问题导学

1. 中医认识病因的方法和思维特征是什么？
2. 如何解读中医所述"情志"的内涵？
3. 如何认识瘀血、痰饮理论对临床的指导意义及实践价值。
4. 如何理解中医基于正邪斗争的发病学理论？

第一节 外 感 病 因

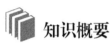 **知识概要**

病因是指导致病证发生的原因。中医病因包括六淫、疠气、七情、饮食、劳逸、痰饮、瘀血、结石、外伤、寄生虫、药邪、先天因素、医过等。中医认识病因的方法：①通过发病的客观条件认识病因。如风雨寒暑、情志刺激、饮食、房室、外伤等。②"取象比类"。如风、湿、寒等。③审证求因。根据疾病所表现出来的临床症状和体征，进行综合分析，来推求病因。如跌仆→某部位刺痛或肿块或瘀斑瘀点→瘀血。

六淫性质及致病特点，见表8-1。

表8-1 六淫性质及致病特点

邪气	性质	致病特点	主要病证
风	轻扬开泄	易袭阳位（人体上部，如头面、咽喉、皮肤和肌表）。"伤于风者，上先受之"（《素问·太阴阳明论》）	头痛、项强、鼻塞、咽痒、汗出恶风、发热、面肌麻痹等
	善行而数变	病位游走不定，症状变化多端。《素问·风论》云："风者，善行而数变。"	如行痹之四肢关节疼痛，游走不定；风疹块之皮疹时隐时现，此起彼伏；发病急、变化快之小儿风水
	主动	肢体异常运动。《素问·阴阳应象大论》曰："风胜则动。"	如肢体动摇不定，震颤、抽搐，头目眩晕等
	为百病之长	易与他邪结合，为外邪致病的先导。《素问·风论》曰："风者，百病之长也。"	如形成风寒、风热、风湿、风寒湿等兼夹证
寒	寒为阴邪	易伤阳气，《素问·阴阳应象大论》曰"阴胜则寒"，"阴胜则阳病"	全身或局部有明显的寒象。如形寒肢冷、脘腹冷痛等

续表

邪气	性质	致病特点	主要病证
寒	凝滞	气血运行迟滞甚至凝结不通	不通则痛。《素问·痹论》云："痛者，寒气多也，有寒故痛也。"如寒痹之关节冷痛、伤寒之头身疼痛、中寒之脘腹冷痛等
	收引	腠理汗孔收缩，筋脉牵引拘急。《素问·举痛论》曰："寒则气收。"	如恶寒、发热、无汗、四肢拘急、屈伸不利或冷厥不仁等
暑	炎热	为阳邪，形成实热证	高热、汗出、烦渴、面红、目赤、肌肤灼热、脉洪大等
	升散	上犯头目，上扰心神，腠理开泄，伤津耗气	伤暑：头昏、目眩。中暑：突然昏倒，不省人事，多汗、口渴多饮，尿少短赤，舌红少津，气短乏力等
	多夹湿	暑热夹有湿邪	身热不扬，烦渴，身重倦怠，胸闷脘痞，呕恶，便溏不爽，苔黄腻等
湿	重浊	沉重感，重着不移；分泌物、排泄物秽浊不清	头身困重，四肢发沉，关节重着疼痛，面垢眵多，小便浑浊，大便溏泄、下痢黏液脓血等
	黏滞	症状的黏滞性，病程的缠绵性	大便黏滞不爽，小便涩而不畅，苔腻。湿痹、湿温、湿疹等的病程长、反复发作
	为阴邪	阻遏气机，损伤阳气（尤其是脾阳）	腹胀满，纳呆；腹泻、水肿等
	趋下	伤及人体下部，症状多见于下部。"伤于湿者，下先受之"（《素问·太阴阳明论》）	淋浊、带下、泄泻痢疾、下肢水肿、阴部湿疹等
燥	干涩	易伤津液，出现各种干燥症状，《素问·阴阳应象大论》曰："燥胜则干。"易伤肺阴	鼻咽口唇干燥，皮肤皲裂，小便短少，大便干结。干咳少痰或痰黏难咯，痰中带血
火	炎热升腾、躁动、燔灼腐物	为阳邪，形成实热证；炎上，症状多见于上部；易伤津耗气；易生风动血；易扰心神；易致肿疡	高热，烦渴，尿赤，脉洪；头昏头痛，面红目赤，咽喉红肿疼痛，口舌糜烂；口渴喜饮，咽干唇焦，舌质红绛，体倦乏力少气；四肢抽搐，角弓反张；吐血、咯血、衄血、尿血、皮肤发斑等；狂躁，神昏谵语；痈肿疮疡，局部红肿热痛，化脓等

附　疠气

疠气是一类具有强烈传染性的外邪，又称"疫气"、"疫毒"、"戾气"、"乖戾之气"等。疠气引起的疾病称为"疫病"、"瘟病"、"瘟疫病"。疠气致病的种类很多，如"大头瘟"、"疫痢"、"白喉"、"天花"、"霍乱"、"鼠疫"等，实际上包括了现代许多传染病和烈性传染病。

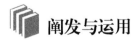

阐发与运用

六气与六淫

所谓六气是指自然界六种正常的气候，即风、寒、暑、湿、燥、火。六气是万物生长的自然条件，也是人类赖以生存的自然条件。

自然界一年四季的变化就是六气的运动，六气的运动体现了阴阳的转化，形成了宇宙间生、长、化、收、藏的自然造化和万物孕育。

中医五运六气学说是研究气候变化与人体健康和疾病关系的学说，具体而言是在中医整体观念指导下，以阴阳五行学说为基础，运用天干地支等符号作为演绎工具，来推论气候变化规律及其对人体健康和疾病的影响。

中医运气学说中六气是指：①初之气：厥阴风木；②二之气：少阴君火；③三之气：少阳相火；④四之气：太阴湿土；⑤五之气：阳明燥金；⑥六之气：太阳寒水。

六气与五行、季节相配，即风—春—木、寒—冬—水、暑—夏—火、湿—长夏—土、燥—秋—金。这里要说明的是，火又分为君火和相火。君火替代了热气，相火替代了暑气。

一年之内六气是如何运动变化的？见图8-1。

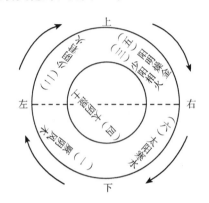

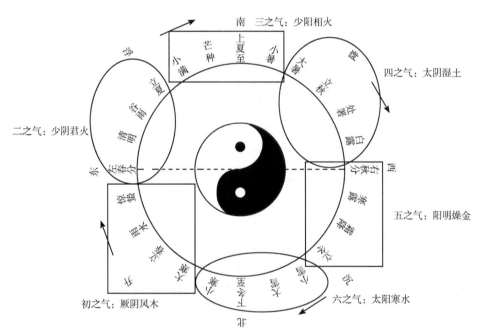

图 8-1　六气之圆运动

二十四节气是根据太阳在黄道（即地球绕太阳公转的轨道）上的位置来划分的。视太阳从春分点（黄经零度，此刻太阳垂直照射赤道）出发，每前进15°为一个节气；运行一周又回到春分点，为一回归年，合360°，因此分为24个节气。

（1）初之气：厥阴风木。地面以上属阳，地面以下属阴。初气之时，大气由寒变温。地下水中所封藏的经秋季收来的阳热，开始运动上升。此阳热与水化合，就是木气。木气是一年的阳根。厥者，极也，是阴盛极而衰的状态。大寒节气，是阴极之时，所以称为厥阴。木气主动，动而不通，则成风，所以称为风木。

（2）二之气：少阴君火。二之气，也就是从地下升出地面，木气上升之气。此时大气较热，已经不是阴极了，所以称为少阴。木气上升之气，也就是上年秋时下降的阳气。这一阳气由地下升至地上，照临宇宙，光明四达；上升之象，犹如君位，所以称为君火。

（3）三之气：少阳相火。三气之时，地面上阳热盛满，经暮夜大气之凉降，降入地面下之水中。当暑热上腾之时，边降边升。此阳热为生命之本，地面上阳热盛满，地面下所得阳热不多，所以称为少阳。此阳热降入地下水中，以生中气。中气旋转，犹如枢纽，发挥着相臣辅助之职，所以称为相火。此火不降，暑热熏蒸，又称暑火。

（4）四之气：太阴湿土。四气之时，地面上阳热盛满，地面下旧有的阳气，亦升上来。地面上非常之热，地面下非常之寒。热属阳，寒属阴，大气阴多，故称太阴。此时地面上阳热盛满，尚未降入土下。寒热相逼，化生湿气。土气为升降之枢，故称湿土。

（5）五之气：阳明燥金。五气之时，地面上盛满的阳热，经秋气收敛开始下降。中土之下，阳气充足。湿气已收，宇宙光明，阳盛而明，所以称为阳明。金气当旺，湿气收则燥热气结。此时地面上空的金气，压力极大，故称燥金。

（6）六之气：太阳寒水。六气之时，地面上的阳热经秋气之收敛，全部降入土下的水中。中下阳多，故称太阳。此阳热降入水中，水即将之封藏不泄。水内藏阳，水外为寒，故称寒水。

六气的运动无非就是气的升降浮沉，其本质是自然界的阴阳转化。

所谓升，是指沉入水中的热升到土上。所谓降，是指夏时太阳射到地面的热，降入土中。所谓浮，是指升出土上的热又与夏时太阳射到地面的热，同浮于地面之上。所谓沉，是指降入土中的热沉入土下之水中。所谓中，就是指升降浮沉的枢纽。立秋为降之起点，立冬为沉之起点，立春为升之起点，立夏为浮之起点。秋分前，土上热多，土下热少。秋分则土上与土下的热平分。春分前，土下热多，土上热少。春分则土上土下的热平分。所以春分和秋分是自然界六气运动变化过程中阴阳相对比较平衡的一段时间。冬至者，由立秋降入土下的热，多至极也。夏者，由立春升出地上的热，多至极也。降极则升，升极则降，升降不已，化生万物。这就是六气运动的精髓之所在。

厥阴、少阴、太阴，少阳、阳明、太阳是中医理论中的三阴三阳。三阴三阳具有多种含义，我们这里讲的三阴三阳是五运六气学说中的概念（表8-2）。运气学说中的三阴三阳的排序及其对应关系为一阳少阳，二阳阳明，三阳太阳，一阴厥阴，二阴少阴，三阴太阴。

表 8-2　天之六气与地之五运之气的对应关系

天之六气	阴阳	地之五运之气	天地合气
风	厥阴	木	厥阴风木
火	少阴	君火	少阴君火
暑	少阳	相火	少阳相火
湿	太阴	土	太阴湿土
燥	阳明	金	阳明燥金
寒	太阳	水	太阳寒水

六气可以成为致病的因素。古人说，木气偏见则病风，君火之气偏见则病热，相火之气偏见则病暑，金气偏见则病燥，水气偏见则病寒，土气偏见则病湿。偏见就是指不正常地出现。当气候变化异常，非其时而有其气（如春天气候应温而反寒、秋天应凉而反热等），或气候变化过于急骤（如暴冷、暴热等），六气就会成为致病因素。这时就不能再称"六气"了，而应称"六淫"。所以中医所说的外感六淫是由六气变异而来。

第二节　七情内伤

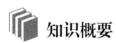

知识概要

《礼记·礼运篇》曰："何谓人情？喜怒哀惧爱恶欲七者，弗学而能。"《素问·阴阳应象大论》云："人有五脏化五气，以生喜怒悲忧恐。"《素问·举痛论》云："怒则气上，喜则气缓，悲则气消，恐则气下，寒则气收，炅则气泄，惊则气乱，劳则气耗，思则气结。"《三因极一病证方论》云："喜、怒、忧、思、悲、恐、惊，七者不同，各随其本脏所生所伤而为病。""七情，人之常性，动之则先自脏腑郁发，外形于肢体，为内所因。"七情，即喜、怒、忧、思、悲、恐、惊，是指人类的基本情绪，是对人外在情绪变化的总结，并且是先天性的、本能的。一般而言，"思"是指思考、思维，属于心理活动和认知系统及过程，但"思"在七情概念中的含义不是指思维活动，不是认知，而是指在所思问题不解、事件未决时所处的一种思（忧）虑不安的复合情绪状态。

情志本属于中国古代文化中的问题，是指情感与志趣。中医学对情志的系统论述，首见于《内经》。《素问·阴阳应象大论》曰"人有五脏化五气，以生喜怒悲忧恐"；"心在志为喜，肝在志为怒，脾在志为思，肺在志为忧，肾在志为恐"。由此创立了"五志"概念，将人的情绪心理概括为五种基本的情志，并论述了五志与人体生理、病理的关系。对情志的并称则首见于明·张景岳《类经》中的"情志九气"，并提出了"情志病"的病名。由此，情志学说已基本定型成熟，成为中医学基本理论的重要组成部分。所谓情志是指机体以脏腑、经络、精、气、血、津液为物质基础，以相互协调的脏腑经络功能活动为内在条件，在外界环境的刺激和影响下，通过内外综合作用，对客观事物能否符合自身需求做出判断时所产生的体验的一种个体的特殊反映形式。它包括了现代医学心理学中所论述的情感、情绪过程，也包含认知和行为过程，涉及心理和生理的复杂反应，并与个性心理特征有关。

尽管情志与情绪的概念和内涵有很多共同之处，但情志并不等于情绪，情志亦不同于七情。中医学认为情志活动是五脏功能的体现，五脏并于精而生五志，即七情由内而发；情志失调可扰乱心神，引起气机失调而发病；疾病又可导致情志异常，同时强调个体差异与情志失调、健康、疾病的关系。因此，情志已不仅仅包括七情、五志。

情志与脏腑气血关系：情志是以心神为主导的，与五脏活动（气血）有关，是相互协调的脏腑功能活动的一种表现形式。《素问·灵兰秘典论》曰："心者，君主之官也，神明出焉。"《类经·疾病类》云："心为五脏六腑之大主，而总统魂魄，兼该意志，故忧动于心则肺应，思动于心则脾应，怒动于心则肝应，恐动于心则肾应，此所以五志唯心所使也。"

情志致病的条件，见图8-2。

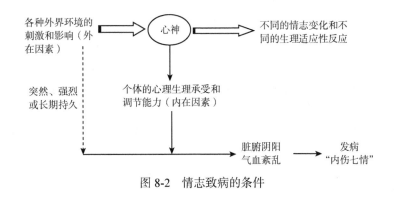

图 8-2　情志致病的条件

　　情志致病的特点：①直接伤及内脏。首先影响心神；伤及相应脏腑：喜伤心、怒伤肝、思伤脾、悲伤肺、恐伤肾，以心、肝、脾三脏为多见。②影响脏腑气机。喜则气缓、怒则气上、悲则气消、恐则气下、惊则气乱、思则气结。③多发为情志病。④情志变化影响病情。

　　有关情志异常与情志病证辨析。"情志异常"是指外界环境的刺激和影响过于突然或强烈或长期持久，个体心理应对能力不足，机体脏腑经络组织功能失衡所产生的一种以心理和生理异常反应为主的病理状态。"情志病证"是指以精神心理异常为主要症状表现的一类疾病，以及在疾病发生、发展、转归和防治过程中，情志因素起重要作用的一类疾病。具体而言，中医学所论的情志疾病主要包括：①情志异常所致的以精神心理症状为主的一类疾病。如郁证、厥证、脏躁、不寐、癫、狂、痫病等，亦包括现代医学中的人格障碍与情感障碍、重型精神病、精神发育迟滞、神经症、创伤后应激障碍等各种精神心理疾病。②情志异常所致的以形体症状为主的一类疾病。如哮喘、噎膈、泄泻、阳痿、痛经等，这类疾病基本等同于现代医学中的心身疾病，涉及范围较广，包括内、外、妇、儿各科的多种疾患。③由于形体病变所致的以精神心理症状为主的一类疾病。如《伤寒论》中的太阳蓄血证、妇科绝经前后诸证等，亦包括现代医学中的卒中后抑郁症等。"情志异常"强调的是一种病理状态或过程，而"情志疾病"所强调的是一些具体的精神心理疾患和心身疾病。

第三节　病理产物性病因

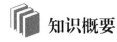 **知识概要**

　　痰饮、瘀血、结石既是病理性产物又是致病因素。

（一）痰饮

　　痰饮是脏腑气化失司，水液代谢障碍所形成的病理产物，属继发性致病因素。痰与饮同出脾胃，俱为水谷之乖变，此其同也。一般说来，痰得阳气煎熬而成，炼液为痰，浓度较大，其质稠黏；饮得阴气凝聚而成，聚水为饮，浓度较小，其质清稀。故有"积水为饮，饮凝为痰"。

　　痰可分为有形之痰和无形之痰。有形之痰是指视之可见，闻之有声，触之可及的实质性的痰浊和水饮，如咳嗽吐痰、喉中痰鸣等；无形之痰只见其征象，不见其形质，可见痰饮引起的特殊症状和体征，如头晕目眩、神昏谵语等，多以苔腻、脉滑为重要临床特征。此外，中医提出无形之痰的概念，实际上还运用了反证法。也就是说，中医对临床上出现的一些病证采用化痰祛痰药治疗后取得显著疗效，从而推断出病证的成因是由于痰。一些研究表明，中医所谓的无形之痰不仅包括机体脏腑组织器官形态结构的异常，还与血液代谢、脂代谢、糖代谢、能量代谢等的异常有关。因此，中医学对"痰"的认识，主要是以临床征象为依据来进行分析；饮则多留积于人体脏腑组织的间隙或疏松部位，并因其所停留的部位不同而名称各异，如《金匮要略·痰饮咳嗽病脉证治》有"痰饮"、"悬饮"、"溢饮"、"支饮"等不同病名。

痰饮是由外感六淫，或饮食失常，或七情内伤，或劳逸太过等原因，导致肺、脾、肾、三焦等脏腑对水液的气化功能失常，津液代谢障碍以致水液停滞而生成。

痰可随气机的升降流行，内而脏腑，外达筋骨皮肉，无处不到，病位广泛。清·沈金鳌《杂病源流犀烛·痰饮源流》曰："其为物则流动不测，故其为害，上至巅顶，下至涌泉，随气升降，周身内外皆到，五脏六腑俱有。"并指出："痰为诸病之源，怪病皆由痰成也。"《景岳全书·非风·论痰之本》亦云："痰在周身，为病莫测。"古代医家总结为"百病多由痰作祟"。

痰饮的致病特点：①阻滞气机，阻碍气血。②致病广泛，变化多端。痰饮在不同的部位可表现出不同的症状，其临床表现可基本归纳为咳、喘、满、肿、悸、痛、眩、呕八大症。③病势缠绵，病程较长。④易扰乱神明。⑤多见滑腻舌苔。

（二）瘀血

瘀血是指体内血液停滞。包括离经之血停积于体内的病理性产物，以及血液运行不畅而阻滞于脏腑经络之中的病理变化。血液停滞于体内又能导致新的病变，而成为继发病因。

瘀血的形成，见图8-3。

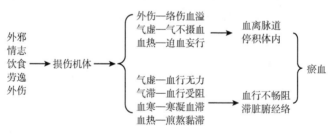

图8-3　瘀血的形成

瘀血所致病证的共同特点，见表8-3。

表8-3　瘀血所致病证的共同特点

症状	特点
疼痛	性质多为刺痛，亦可发为绞痛；部位固定不移，疼痛拒按
肿块	固定不移，在体表局部青紫肿胀（外伤性）；在体内多为癥积（质硬、压痛）
出血	血色紫暗，夹有血块
望诊	面部、口唇、爪甲青紫；舌质紫暗或有瘀点瘀斑；皮下紫斑；面色黧黑、肌肤甲错
脉象	涩、迟、弦、结、代脉

（三）结石

凡体内湿热浊邪，蕴结不散，或久经煎熬，形成砂石样的病理产物，称为结石。结石的形成与饮食不节、情志内伤、药物服用不当、水质及外感六淫或过度安逸等因素有关。结石致病的特点主要有：①多发于肾、胆、胃、膀胱等脏器。②病程较长，症状不定，发作与缓解交替。③易阻滞气机，损伤脉络引起出血。④多发生绞痛。

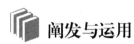

阐发与运用

一、痰饮理论的临床应用

（一）痰饮病证的分类及其临床特征

常见的痰证如表 8-4 所示。

表 8-4　常见的痰证及其临床特征

名称	临床特征
风痰	眩晕、恶心欲吐，咳出痰量多，喉中痰声辘辘，四肢麻木，舌苔白腻，脉弦滑等
热痰	咳痰黄而黏稠，有痰块，面赤烦热，口干舌燥，大便干结，小便色黄，舌质红，苔黄腻，脉滑数等
寒痰	咳痰色白而清稀，形寒怕冷，背冷，小便清长，舌苔白滑，脉沉迟等
湿痰	痰色白稀而黏，量多易于咳出，可伴有胸脘痞闷，食欲不振，疲乏嗜卧，大便稀溏，舌苔厚腻，脉缓滑等
燥痰	痰量极少，黏稠而不易咳出，痰细如线，间带血丝，口干咽燥而痒，或干咳无痰，舌苔干燥少津，脉滑数等
气痰	痰郁结于咽喉，有异物感，咯之不出，咽之不下，伴有胸膈痞闷，中医又称为"梅核气"
食痰	痰多而黏如桃胶。伴有胸腹胀闷不安、嗳气、苔腻、脉滑等
酒痰	因酒积而生痰，痰量多而黏腻，痰唾呕恶，清晨咳嗽，苔腻脉滑等

关于饮证的分类，至今仍基本沿用张仲景《金匮要略》中关于四饮的分类方法，即痰饮、悬饮、溢饮、支饮。

（二）痰饮病证的治疗要则

张仲景在《金匮要略》中指出："病痰饮者，当以温药和之。"《金匮要略》中痰饮病的治法方药可归纳为：①温化（温阳化饮）：温肺化饮（小青龙汤），温中健脾（苓桂术甘汤），温肾化气（肾气丸）。②宣散（宣肺散饮）：发汗兼清郁热（大青龙汤），发汗兼化里饮（小青龙汤）。③通利（通阳利水）：健脾利水（泽泻汤、苓桂术甘汤），化气利水（五苓散），泻肺开闭（葶苈大枣泻肺汤），前后分消（己椒苈黄丸），益气通阳清热利水（木防己汤）。④攻逐（攻下逐饮）：峻下遂水（十枣汤、甘遂半夏汤）（张再良. 痰饮治法方药刍议. 上海中医药杂志，2002，（3）：37-39.）。

《金匮要略》治疗痰饮病的方法也可以用"行消开导"四个字加以概括，即治本以温行的方法消除痰饮，治标以开泄的方法导邪外出。温药能振奋脏腑的功能，肺、脾、肾、三焦气化正常，则水饮难以停留，即便水停一时，也会很快消除。一旦水饮留伏、难以消除，则应用发汗、利尿、通便的方法尽快将其排除干净。清代医家芬余氏将其总结为："《金匮》论饮重在阳衰，治法重在逐水。逐水之法，贵因势利导。或使之外出，而从汗解；或使之内泄，而从利解，无多歧也……发汗以身重疼痛四字为关键；利小便以支满眩冒四字为关键；利大便以痞坚满痛四字为关键。见证虽错出不一，立主方虽轻重有殊，然能握此意为治饮心法，已恢恢乎游刃有余矣。"

（1）治疗痰饮，首先辨别痰饮部位，查明痰饮之所在。

（2）必须辨明病证性质：属寒、属热、属虚、属实，各司其属。

（3）善于抓住痰饮病证的一些临床特征：如沉重、眩晕、呕恶、肿胀、满闷、顽麻、痹痛；嗜睡、打鼾；便秘或利而不爽，便黏浊而油脂感；心悸怔忡、心痛、胁痛；眼睑水肿，尿少，或下肢水肿，或朝肿暮消，或暮肿朝消；思迟语笨，甚则痴呆；形盛肥胖；眼睑灰烟如瘤状，类似黄色素瘤、睑黄疣；周身上下结块如瘤，不痛不痒；脉弦或滑或缓或沉或紧或涩或结代；苔滑腻而厚、色白、黄、灰、黑、燥、裂纹。皮肤、头皮脂溢，面部油垢；好发年龄在中年以上。

（4）痰证分虚实两类。痰之所生由肺、脾、肾功能失调，三焦气化不利，本于正虚；而痰之已成，停于体内，多现实证，故临床上以本虚标实为多见。若但见其痰，治以攻之，或只虑其虚，治以补之，都不够全面。另外，痰饮本为阴邪，治痰之药多偏温燥，用之不当，每易耗气伤阴，故痰之寒热，需要辨清。遵循热痰则清之，湿痰则燥之，风痰则散之，郁痰则开之，顽痰则豁之，食痰则消之等原则。《丹溪心法》曰："痰在胁下，非白芥子不能达；痰在皮里膜外，非姜汁、竹沥不可导达；痰在四肢，非竹沥不开；痰结核在咽喉中，燥不能出入，用化痰药，加咸药软坚之味，栝蒌仁、杏仁、海石、桔梗、连翘，少佐以朴硝……枳实泻痰能冲墙倒壁，天花粉大能降膈上热痰……韭汁治血滞不行。"就古人治痰之药，其有效而常用者有白芥子、胆南星、半夏、瓜蒌、薤白、橘皮、大黄、枳实、杏仁、厚朴、苍术、葛根、山楂、昆布、海藻等。收涩、酸敛、凝滞之品，应慎重使用，以防碍邪，延误病情。

（5）必用行气、理气。严用和指出："人之气道贵乎顺，顺则津液流通，决无痰饮之患。若调摄失宜，气道闭塞，水饮停于胸膈，结而成痰。其为病也，症状非一。古方治痰饮用汗、吐、下、温之法，愚见不若以顺气为先，分导次之。"《丹溪心法》曰："善治痰者，不治痰而治气，气顺则一身之津液亦随气而顺矣。"在祛痰剂中，常配伍善理脾胃气滞的陈皮、枳实等药物。如二陈汤、枳术汤等。

（6）重视扶正。张景岳指出："治痰之法无他，但能使元气日强，则痰必日少。即有微痰，亦不能为害，而且亦充助胃气。若元气日衰，则水谷津液，无非痰耳！随去随生，有能攻之使尽，而且保元气无恙者，吾不信也。故善治痰者，惟能使之不生，方是补天之手。""故治痰者，必当温脾，强肾，以治痰之本，使根本渐充，则痰将不治而自去矣。"

（7）痰瘀常互结交阻，化瘀药的配合将提高疗效。唐容川提出："须知痰水之壅，由瘀血使然，但去瘀血，则痰水自消。"

（8）注意情志和饮食调养。

二、痰瘀相关理论的临床应用

（一）痰瘀相关理论概述

津液和血均由饮食水谷精微所化生，津液又是血液的重要组成部分，津液进入脉中与营气相合化生成血液，血液中的津液与营气分离而渗出脉外便成津液。故有"津血同源"、"津血互化"之说。

作为津液代谢和血液运行障碍的病理产物，痰与瘀在病理上关系密切，常相互影响，朱丹溪倡窠囊之说，他认为："痰和瘀均为阴邪，同气相求，既可因痰生瘀，亦可因瘀生痰，形成痰瘀同病。"他提出"自气成积，自积成痰，痰挟瘀血，遂成窠囊"的论点。

瘀血形成过程中常同时出现水液代谢障碍而导致水湿停聚成痰。在水液代谢障碍时亦可导致气血失调，运行不利而形成瘀血。如气滞可致血瘀，亦可引起水湿不行，聚而成痰。再如火郁则蒸湿炼液为痰，火郁亦可耗损津液导致血行瘀滞不畅而成血瘀。瘀血、痰浊均为有形之邪，停滞在脏腑经络组织之中，必然会阻滞气血之正常运行，影响津液之输布排泄。痰瘀之间的关系主要表现在互化和互结两方面。

痰瘀互化又可分为因痰致瘀和因瘀致痰。根据痰的病证特点，作为有形的病理产物，痰一旦形成可阻滞气机，影响脏腑气机的升降，又可流注经络，影响气血的运行。气行血行，血的运行靠气的推动，故痰可致气机不畅，气血运行受阻形成瘀。同时由于是津液代谢障碍的产物，痰致病则具有湿邪致病之重浊黏滞的特性，造成病势缠绵，病程较长，其病多反复发作而缠绵难愈，久之则从瘀，可见痰浊在瘀血的形成中起了重要作用。对于由瘀致痰，《景岳全书·痰饮》曰："痰涎皆本气血，若化失其正，则脏腑病，津液败，而血气即成痰涎。"清·唐容川《血证论》曰"血积既久，亦能化为痰水"、"瘀血化水，亦发水肿，是血病而兼水也"。

痰瘀互结则是以痰瘀互化为基础。痰瘀病理上同为阴邪，且互化中互为因果，从而痰瘀交结，纠缠不清。如痰中夹瘀、瘀中夹痰。痰瘀互结使病情更加复杂，迁延难愈。痰瘀互结是疑难病证的主要病理基础。

临床治疗中要治痰兼顾化瘀，治瘀不忘祛痰，做到见瘀之证而防痰之生，见痰之象而防瘀之结，及早地化解和防止痰瘀互化与互结，防止疾病向纵深发展。

（二）临床应用

《金匮要略·胸痹心痛短气病脉证治》曰："胸痹之病，喘息咳唾，胸背痛，短气，寸口脉沉而迟，关上小紧数，栝蒌薤白白酒汤主之。"此外，鳖甲煎丸证、大黄䗪虫丸证、大黄牡丹汤证、桂枝茯苓丸证等均是痰瘀互治病证。《金匮要略》涉及痰瘀同治的病种几近三分之一以上，如疟母、中风、虚劳、胸痹、肺痈、肝着、黄疸等。痰瘀同治原则的临床应用范围广泛，凡病情具有慢性迁延性、顽固性、增生性等特点的，一般都有不同程度的痰瘀同病的表现。常见用于如心脑血管疾病，包括（出）缺血性脑中风急性期和后遗症期、脑血管病性痴呆、冠心病、心律失常、高血压、动脉粥样硬化症等；精神情志疾病包括精神分裂症、抑郁、癫痫、睡眠障碍等；增生性疾病包括乳腺、前列腺、骨等各部位增生，以及囊肿（卵巢囊肿、甲状腺囊肿）、各种肿瘤等；迁延性疾病、多种疾病的慢性期，如慢性迁延性肝炎、肝硬化、慢性呼吸系疾病、泌尿系疾病（如慢性肾炎、肾小球肾病）、免疫系统疾病等；还有代谢性疾病如糖尿病、肥胖、甲状腺疾病、高脂血症、高黏滞综合征、痛风及月经病（月经不调、闭经、痛经）和生殖系统疾病（如不孕不育症）等。

由于痰瘀互结，舌质多见暗红，青紫，红绛；舌苔多见白腻，黄腻，白滑；舌下络脉多见迂曲、粗大。痰病脉象，可见滑、弦、沉、迟。痰热内盛，脉象多见弦滑，顽痰痼疾凝结于里，则现沉迟之候。瘀血脉象，可见涩、紧、弦、迟。痰瘀同病时，以上脉象可单独出现，也可兼见。此外，促结代脉也多由痰瘀阻滞，脉道不利所致，临证时宜详辨之。

痰瘀同治运用的基本原则：①区分主次轻重。"因痰而致者，先治其痰，后调余病；因病而致痰者，先调其病，后逐其痰"。临证之时应辨别痰与瘀之先后、轻重、标本，再根据临床辨证确定具体治法。②辨清病位。痰瘀同病致病广泛，临床表现错综复杂。在运用痰瘀同治法治疗疾病时应辨清痰瘀所阻滞的部位而选用相宜的方药。③分清虚实。痰瘀同病见于老年病、慢性病或消耗性疾病时，常见虚实夹杂，当兼顾扶正补虚，不宜一味攻伐。④注重调理气机。气机通畅有利于痰瘀之邪的消除，故运用痰瘀同治法时当注重调畅气机。

第四节　发　病

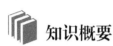 **知识概要**

中医学认为疾病的发生和变化虽然错综复杂，但从总体而言，主要是正气和邪气两个方面。发病就是机体处于正、邪双方的斗争过程，邪正相搏是疾病发生、发展等病理过程中最基本的原理。中医学的发病原理，可以概括为三个方面：正气不足是疾病发生的内在因素；邪气是发病的重要条件；正邪斗争的胜负决定发病与否。

正气，是指存在于人体中的具有抗邪愈病作用的各种物质和功能的总称。它涵盖了人体一切正常的结构和功能。正气的作用主要表现在以下三个方面：①抗邪入侵。②祛邪外出。③自我修复。

邪气统指一切致病因素。邪气对机体的损害作用主要通过三个方面体现出来：①损伤脏腑组织的形质。②导致生理机能异常。③使抗病修复能力下降，以及改变体质类型。

发病类型决定于病邪和正气的强弱。由于人体正气强弱有差异，病邪性质种类各不同，因此，发病可以划分为感邪即发、徐发、伏而后发、继发、合病与并病、复发等不同类型。其中，引起复发的机理是余邪未尽，正气未复，同时有某种诱因的存在。复发的诱因归纳起来有以下几个方面：①重感致复。②食复。③劳复。④药复。⑤情志复等。

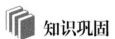 **知识巩固**

一、单项选择题（下列五个备选答案中只有一个是最佳或最恰当的答案）

1. 具有发病迅速，传变也较快的病邪是（　　　）

A. 寒邪　　　　　　　　　　B. 风邪　　　　　　　　　　C. 火邪

D. 暑邪　　　　　　　　　　E. 燥邪

2. 寒邪引起肢体屈伸不利的病机是（　　　）

A. 寒易伤阳，肢体不温　　　　　B. 寒主凝滞，气血阻滞

C. 寒主收引，筋脉收缩挛急　　　D. 寒伤脾阳，肌肉失养

E. 以上均非

3. "中寒"是指（　　　）

A. 内寒　　　　　　　　　　　　　B. 感受外寒

C. 寒伤肌表，郁遏卫阳　　　　　　D. 寒邪直中于里，伤及脏腑阳气

E. 以上均非

4. 病程缠绵，反复发作的病邪是（　　　　）

A. 暑邪　　　　　　　　B. 湿邪　　　　　　　　C. 寒邪

D. 燥邪　　　　　　　　E. 以上均非

5. 火邪致病易（　　　　）

A. 伤肺耗津　　　　　　B. 生风动血　　　　　　C. 阻遏气机

D. 收引疼痛　　　　　　E. 以上均非

6. 其性黏滞，趋下的病邪是（　　　　）

A. 湿邪　　　　　　　　B. 火邪　　　　　　　　C. 寒邪

D. 风邪　　　　　　　　E. 以上均非

7. 有明显季节性的病邪为（　　　　）

A. 风邪　　　　　　　　B. 火邪　　　　　　　　C. 湿邪

D. 暑邪　　　　　　　　E. 寒邪

8. 燥邪致病特点有（　　　　）

A. 生风动血　　　　　　B. 病程缠绵　　　　　　C. 伤肺耗津

D. 易致肿疡　　　　　　E. 以上均非

9. 其性炎上、燔灼的病邪是（　　　　）

A. 风邪　　　　　　　　B. 寒邪　　　　　　　　C. 火邪

D. 燥邪　　　　　　　　E. 湿邪

10. 多夹湿邪为患的病邪是（　　　　）

A. 寒邪　　　　　　　　B. 风邪　　　　　　　　C. 火邪

D. 暑邪　　　　　　　　E. 燥邪

11. 出现各种秽浊症状为（　　　　）致病特点

A. 火邪　　　　　　　　B. 暑邪　　　　　　　　C. 湿邪

D. 寒邪　　　　　　　　E. 燥邪

12. 易致各种出血的病邪为（　　　　）

A. 风邪　　　　　　　　B. 火邪　　　　　　　　C. 暑邪

D. 燥邪　　　　　　　　E. 寒邪

13. 疫疠多通过什么途径感染（　　　　）

A. 侵犯肌表　　　　　　B. 空气传染，从口鼻入　　C. 经络

D. 脏腑　　　　　　　　E. 以上均非

14. 风邪的性质与致病特点是（　　　　）

A. 凝滞　　　　　　　　B. 开泄　　　　　　　　C. 耗气伤津

D. 重浊黏滞　　　　　　E. 干涩

15. 其性凝滞者为（　　　　）

A. 风邪　　　　　　　　B. 寒邪　　　　　　　　C. 暑邪

D. 湿邪　　　　　　　　E. 火邪

16. 最易导致"着痹"的邪气是（　　　　）

　　A. 风邪　　　　　　　　　B. 寒邪　　　　　　　　　C. 湿邪

　　D. 燥邪　　　　　　　　　E. 火邪

17. 湿邪致病可见（　　　）

　　A. 汗出恶风　　　　　　　B. 四肢困倦，胸闷呕恶　　C. 皮肤干涩

　　D. 狂躁妄动　　　　　　　E. 头身疼痛，肢体活动不利

18. 肌肤甲错为（　　　）的临床表现

　　A. 痰　　　　　　　　　　B. 饮　　　　　　　　　　C. 瘀血

　　D. 疫疠　　　　　　　　　E. 湿邪

19. 瘰疬属何病邪的病证特点（　　　）

　　A. 饮　　　　　　　　　　B. 痰　　　　　　　　　　C. 瘀血

　　D. 饮食不节　　　　　　　E. 湿邪　　　　　　　　　F. 火邪

20.（　　　）是发病的内在根据

　　A. 正气不足　　　　　　　B. 邪气　　　　　　　　　C. 阴阳失调

　　D. 脏腑紊乱　　　　　　　E. 气血不足

二、多项选择题（下列五个备选答案中有二个或二个以上的正确答案）

1. 以下哪些属六淫致病的特点（　　　）

　　A. 与居住环境有关　　　　B. 直接影响脏腑气机　　　C. 从口鼻而入

　　D. 与季节有关　　　　　　E. 多侵犯肌表

2. 属阴邪的病邪有（　　　）

　　A. 风邪　　　　　　　　　B. 寒邪　　　　　　　　　C. 燥邪

　　D. 暑邪　　　　　　　　　E. 湿邪

3. 疫疠的致病特点有（　　　）

　　A. 易于流行　　　　　　　B. 传染性强　　　　　　　C. 症状相似

　　D. 发病急骤　　　　　　　E. 易致肿疡

4. 饮食致病的原因有（　　　）

　　A. 过饥　　　　　　　　　B. 嗜异物　　　　　　　　C. 过饱

　　D. 中毒　　　　　　　　　E. 偏嗜

5. 由痰引起的病证有（　　　）

　　A. 癫狂　　　　　　　　　B. 瘰疬　　　　　　　　　C. 积聚

　　D. 阴疽流注　　　　　　　E. 癥瘕

6. 瘀血临床表现的共同特点有（　　　）

　　A. 脉滑弦　　　　　　　　B. 出血紫暗　　　　　　　C. 刺痛不移

　　D. 青紫肿块　　　　　　　E. 苔腻

7. 发病后产生的不同病证与以下何因素有关（　　　）

　　A. 感邪轻重　　　　　　　B. 季节气候　　　　　　　C. 感邪性质

　　D. 正气强弱　　　　　　　E. 邪中部位

8. 既是病理产物，又是致病因素的有（　　　）

　　A. 六淫　　　　　　　　　B. 七情　　　　　　　　　C. 瘀血

　　D. 劳倦　　　　　　　　　E. 痰饮

9. 聚湿而生痰饮主要与哪些脏腑功能失常有关（　　　）

A. 肝　　　　　　　　B. 肾　　　　　　　　C. 肺

D. 心　　　　　　　　E. 脾

10. 七情致病的病理改变有（　　　）

A. 气上　　　　　　　B. 气下　　　　　　　C. 气结

D. 气陷　　　　　　　E. 气乱

答案（内容请扫二维码）

 古代文献选录（内容请扫二维码）

 现代研究进展（内容请扫二维码）

第九章 病 机

 问题导学

1. 中医对病机的分析是如何体现整体观和运动观的？
2. 为什么说阴阳失调是中医病机学的总纲？
3. 如何理解证候的核心内容是病机？

第一节 邪 正 盛 衰

 知识概要

"病机"二字，最早见于《内经》，《素问·至真要大论》云："谨守病机，各司其属。"病机的病，指的是疾病；机，指的是机要。明代著名医家张景岳说："机者，要也，变也。"关于病机，王冰解释为："病机者，病之机要也。"病机，即病证发生、发展与变化转归的机理。亦即病因作用于人体，致使机体某一部位或层次的生理状态遭到破坏，产生或形态，或功能，或代谢等方面的某种失调、障碍或损害，且自身又不能一时自行康复的病理变化。病机反映的是病证的本质属性，是辨证与治疗的关键点。

中医病机学的特点为整体观（即立足于整体联系的病理观）和辨证观（即以整体联系和运动变化的观点认识、研究病证）。

从一定意义上说，病证的发生发展及转归过程，就是邪正斗争及其盛衰变化的过程。《素问·通评虚实论》曰："邪气盛则实，精气夺则虚。"虚实变化主要包括虚实错杂和虚实转化。虚实错杂：虚中夹实，如脾虚所致水肿；实中夹虚，如邪热炽盛灼津所致气阴两伤证。虚实转化：由实转虚、因虚致实（属病性转化）。《苏沈良方·说脉》曰："至虚有盛候，大实有羸状。"

在疾病的发生、发展变化过程中，由于邪正双方斗争所产生的消长盛衰变化，对疾病的趋向和转归起着决定性的作用。

 阐发与运用

论 病 势

病势即病证发展和演化的趋势或趋向。由于人体体质有强弱之分，感邪有轻重之别，临床治疗有得当与否，加之饮食、劳倦、季节气候、地理环境等因素的影响，病势亦有轻重缓急等的不同。一般而言，外感病、阳证病势较急；内伤病、阴证病势较缓。

《伤寒论》对病势的研究非常深入。"传经"是病势演化的具体体现，《伤寒论》总结概括出病势的发展变化有顺传、逆传等传变形式。所谓顺传，是指病邪由表入里，由阳而阴，由经至腑，步步深入发展的传变规律。所谓逆传，就是不按六经顺序规律依次相传，而呈突进式或跳跃式地向纵深发展。温病中的"逆传"：指外感热病不按一般规律传变。如叶天士《温热论》曰："温邪上受，首先犯肺，逆传心包。"即指温热病从卫分证迅即发展至心包证候。《孙子兵法》云："兵无常势，水无常形；能因敌变化而取胜者，谓之神。"中医临床诊治病证特别强调对病势的辨别，进而审时度势，切合病势进行准确合理的用药。

（一）辨病势

辨病势的三要素：邪气有无出路，阳气、津液的存亡，以及胃气的存亡。

中医望诊，凡"得神"则正气未衰，预后良好；凡"失神"则正气已衰，病情较重，预后不佳。凡舌苔由少变多、由薄变厚，一般说明邪气渐盛，主病进；反之，舌苔由多变少、由厚变薄，则说明正气渐复，主病退。一般而言，若脉有胃、神、根者，病轻易愈，即使病重，正气尚可抗邪，预后较好；若脉无胃、神、根者，表明病情较重，即或暂时病轻，也将很快变重，病重者则更加危殆。

依据出现的症状判断病势进退。如《伤寒论》云："少阴病，脉紧，至七八日，自下利，脉暴微，手足反温，脉紧反去者，为欲解也，虽烦，下利必自愈……少阴病，吐，利，躁烦，四逆者，死。"

依据药后变化判断病势进退。如《伤寒论》曰："若不大便六七日，恐有燥屎，欲知之法，少与小承气汤，汤入腹中，转矢气者，此有燥屎也，乃可攻之，若不转矢气者，此但初头硬，后必溏，不可攻之。"

此外，可根据四时气候对人体的影响来推测病势，如《金匮要略·血痹虚劳病脉证》云："劳之为病，其脉浮大，手足烦，春夏剧，秋冬瘥。"《灵枢·顺气一日分为四时》曰："朝则人气始生，病气衰，故旦慧；日中人气长，长则胜邪，故安；夕则人气始衰，邪气始生，故加；夜半人气入脏，邪气独居于身，故甚也。"

（二）因势论治

因势论治，就是根据病势的发展与变化，制定相应的治疗原则、方法及应变措施。

（1）顺势而治。即顺应病势趋向进行治疗。《素问·阴阳应象大论》曰："其高者，因而越之；其下者，引而竭之；中满者，泻之于内……其在皮者，汗而发之。"历代医家所谓"体若燔炭，汗出而散"，"治湿不利小便，非其治也"，"治暑无法，清利小便最好"等论述都是倡导顺应病势趋向，因势利导，祛邪外出。

（2）截断病势深入，控制病邪传变。《金匮要略·脏腑经络先后病脉证》所云"见肝之病，知肝传脾，当先实脾"是典型的截断治法。《金匮要略》首篇说："适中经络，未流传脏腑，即医治之。四肢才觉重滞，即导引、吐纳、针灸、膏摩，勿令九窍闭塞……病则无由入其腠理。"就是提倡有病要及早治疗，防微杜渐，阻止病邪深入。叶天士《外感温热篇》云："若斑出热不解者，胃津亡也，主以甘寒……如甘寒之中，加入咸寒，务在先安未受邪之地，恐其陷入易易耳。"

（3）逆势而治。即采用与病势趋向相反的治法。如《素问·至真要大论》曰"高者抑之，下者举之"、"散者收之"、"热者寒之"、"寒者热之"、"实者泻之"、"虚者补之"等。《伤寒论》中五苓散证，其证"中风发热，六七日不解而烦"，是病势向外；"水入则吐者，名曰水逆"是病势向上，仲景用五苓散化气行水，使水气下行，自不上逆，这是上病下取的治法。再如"太阳与阳明合病者，必自下利，葛根汤主之"，病势趋下，仲景不用芩连清下治利，而用葛根汤发汗解表，使其表解里自和，这是下病上取的治法。

第二节　阴阳失调与气血津液失常

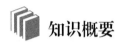

知识概要

阴阳偏盛、阴阳偏衰及阴阳互损的内容概要参见第二章相关内容。

阴阳格拒是阴阳失调中比较特殊的一类病机，包括阴盛格阳和阳盛格阴两方面，病情一般较为严重。阴盛格阳，又称格阳，可形成真寒假热证，病机本质是阴寒内盛，格阳于外。阳盛格阴，又称格阴，可形成真热假寒证，病机本质是阳盛于内，格阴于外。真寒假热证与真热假寒证的临床诊断要点，见表9-1。

表 9-1　真寒假热证与真热假寒证的临床诊断要点

	面色	口鼻气	舌象	脉象	胸腹部情况
真寒假热证	颧红，界线分明，红部虽鲜艳，但不红部则往往白中带青	呼出之气不温、不急促，亦不臭	舌虽干但质淡，或红而质润	虽浮数但按之无力	按之不蒸手，或初按似热，久按不觉
真热假寒证	面色虽滞，但两目炯炯有神	呼出之气必温且急促，或有臭味	舌质燥，苔虽薄但根必厚或黄而疏松或润而齿枯	虽沉细但必兼数急	四肢虽寒，胸腹必热，久按蒸蒸有热感

亡阴和亡阳都是功能的衰竭，亡阳急用补阳药，亡阴急用补阴药；亡阳与亡阴和气的耗损关系密切，在治疗亡阴和亡阳时，应使用大剂量的补气药；亡阴与亡阳都常见大汗淋漓，因此，治疗亡阴和亡阳时，必须重用固摄药。

气的失常主要包括气虚和气机失调两方面内容。阳虚必以气虚为基础，但气虚并不一定发展为阳虚，其病理表现亦非必有虚寒之象。气机失调包括气滞、气逆、气陷、气闭、气脱。血的失常包括血虚、血运失常、血热、血寒。血运失常包括血瘀、出血。津液代谢失常主要包括津液不足和津液输布排泄障碍。津液输布排泄障碍主要包括湿浊困阻、痰饮凝聚和水液潴留。气血关系失调主要包括气滞血瘀、气虚血瘀、气不摄血、气随血脱、气血两虚。津液与气血关系失调主要包括水停气阻、气随津脱、津枯血燥、津亏血瘀、水停血瘀和血瘀水停。

第三节 内 生 五 邪

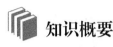 **知识概要**

内生五邪是指由于脏腑经络、精气血津液的功能失常而产生的内风、内寒、内湿、内燥、内热（火）五种病理变化。内风，即风气内动，是体内阳气亢逆变动所致。内寒是体内阳气虚衰，温煦功能减退，虚寒内生或阴邪弥漫的病理变化。主要相关脏腑有心、脾、肾等。内湿是肺、脾、肾等脏腑功能失调，导致津液代谢障碍，使水湿痰浊内停的病理变化。主要相关脏腑有肺、脾、肾等，尤其是脾。内燥是机体津液不足，各组织器官和孔窍失其濡润，出现干燥枯涩的病理变化。主要相关脏腑有肺、胃、大肠等。内火，即火热内生，是火热内扰，机能亢奋的病理变化。内火有虚实之分，主要相关脏腑有心、肝、肾、胃等。

 阐发与运用

论 阴 火

"阴火"之名在宋代庞安常著作中早已有之，张元素亦曾论及，但以李东垣的阴火论影响最大。历代医家对"阴火"的认识有：明·赵养葵《医贯》认为，"阴火"是指阴虚火旺。明·龚廷贤《寿世保元》认为"阴火"为"气虚发热"和"血虚发热"。明·王纶《明医杂著》认为"阴火"为"阳虚有火"，即"内伤发热，是阳气自伤，不能升达，降下阴分，而为内热，乃阳虚也。故其脉大而无力，属肺脾"。清·陆懋修《世补斋医书》曰："若夫虚火、实火之外，别有一种阴火者……此为龙雷之火，不燔草木，得雨而炽，即阴盛格阳之火亦即阴极似阳之火。"指出阳虚阴盛，格阳于外，火不归原而产生的这种火，是阴火的另外一种形式。

东垣对阴火的阐述，其学术思想主要来源于《内经》，是在《内经》"阴虚生内热"的观点基础上发展起来的。东垣所论的"阴火"实有广义和狭义之分。广义的阴火是指由饮食劳倦，情志内伤所导致的内伤之火，有虚有实，可见于各个脏腑。狭义的阴火，即气虚发热，是指由于饮食劳倦，损伤脾胃，运化失职，谷气（湿浊）下流，使相火离位上乘发热的病变，其主要与脾胃有关，或可上及于肺。目前中医学界对"阴火"的定义更为宽泛，泛指一切虚火（包括气虚发热、血虚发热、阴虚内热、阴虚火旺、虚阳上浮等）。我们这里主要论述李东垣所论狭义之阴火。

阴火形成的原因主要包括饮食不节（寒温不适与饥饱无常）、劳倦过度、七情内伤等。阴火病机主要涉及以下几方面：

（1）气虚阳遏化火。脾胃内伤，气血不足。饮食不节，过食生冷，阳气阻遏，火郁于中，即"胃虚过食冷物，抑遏阳气于脾土"之故。或脾胃虚损，清阳不升，伏化阴火。

（2）血虚津枯化火。脾胃气虚，津液不足，脾胃津亏燥热或血亏导致阴火。

（3）谷气下流化为湿浊，引动相火。脾胃居于中焦，是气机升降的枢纽，升则上输心肺，降则下归肝肾，故脾胃健运才能维持"清阳出上窍，浊阴出下窍；清阳发腠理，浊阴走五脏；清阳实四肢，浊阴归六腑"（《素问·阴阳应象大论》）的正常升降运动。脾胃气虚，水谷不化精气，不得上输于心肺而下流，谷气下流成为湿浊，引动相火。

（4）脾胃气虚，气血生化不足，心阴不足，导致心火亢盛；同时，水谷精气化生不足，不能滋养肾精引起肾阴不足,肝肾相火因而亢盛。此心火、肝肾相火的亢盛便是"阴火"的来源之一。总之,阴火证是以脾胃虚衰、元气(中气)耗损、虚阳亢奋为病理基础。"火与元气不两立,一胜则一负"。

根据李东垣《脾胃论》的论述,阴火证常以脾胃气虚和火热亢盛两大症候群为征。症候群包括:①发热,肢体沉重,四肢不收,怠惰嗜卧,气短,精神衰少,大便泄泻等。②或气高而喘,烦热,心乱而烦,胸中满闷,不定时躁热,自汗,头昏脑涨。③或见耳鸣、耳聋;或躁烦不欲去衣,足不任身,脚下隐痛。④或头面烧燎感,头痛项强,蒸蒸躁热。⑤或胃中虚热,身热而烦,日晡反减,口渴不多饮,多饮则胀,汗出恶风,脉虽洪大而按之无力,特别是"皮肤不任风寒而生寒热"。⑥或下窍或下部某些脏器湿热肿胀等。

阴火的治疗以甘温除热为法,以脾胃为先,《素问·至真要大论》曰:"劳者温之,损者益之……当从元气不足升降浮沉法,随证用药治之,盖脾胃不足,不同余脏,无定体故也。其治肝心肺肾,有余不足,或补或泻,惟益脾胃之药为切。"李时珍《本草纲目》曰:"诸阳火,遇草而炽……可以水灭;诸阴火,……遇水愈炽……,以火逐之,以灰扑之,则灼性自消,火焰自灭。""阳火一清便退,阴火愈清愈起"(清·程杏轩《医述》引吴天士语)。"温能除大热,大忌苦寒之药损其脾胃。脾胃之证,始得则热中,令立治始得之证"(《脾胃论·饮食劳倦所伤始为热中论》),所谓"大热",主要是指阴火(气虚发热),因其蒸蒸而起,呈阵发性烘热,来势虚大,发作时脉洪大而虚,故名之"大热"。"大热"往往是患者的自我感觉。在临床上,阴火既可导致低热,也会导致高热,热象大多为间歇热(间隔时间短者以时计,长者可数十日一发),呈波动热型。热时或伴汗出、恶风寒等症。《内外伤辨惑论·饮食劳倦论》曰:"内伤不足之病,苟误认作外感有余之病,而反泻之,则虚其虚也,《难经》云:实实虚虚,损不足而益有余。如此死者,医杀之耳?然则奈何?曰:惟当以甘温之剂,补其中升其阳,甘寒以泻其火则愈。《内经》曰:劳者温之,损者益之,盖温能除大热,大忌苦寒之药泻其胃土耳。今立补中益气汤。"

刘渡舟医案选录:马某,女,74 岁。1993 年 7 月 21 日初诊。午后发热,体温 38℃左右,饮食衰减,腹内有灼热感,并向背部及大腿放射。手心热甚于手背,气短神疲,然口不渴,腹不胀,二便尚调。舌质红绛,苔薄白,脉大无力。病机为脾虚清阳下陷,升降失调,李东垣所谓"阴火上乘土位"所致。对于这种内伤发热,当用李东垣"甘温除大热"之法。疏补中益气汤加生甘草。药用黄芪 20g,党参 15g,炙甘草 5g,生甘草 5g,白术 12g,当归 12g,陈皮 8g,升麻 3g,柴胡 6g,生姜 3 片,大枣 12 枚。服 5 剂,食欲增加,体力有增,午后没有发热,腹中灼热大减。续服 5 剂,午后发热及腹中灼热等症均愈(注:加生甘草在于补脾气之中而泻心火)。

 知识巩固

一、单项选择题(下列五个备选答案中只有一个是最佳或最恰当的答案)

1. 以正虚为主,又兼有实邪为患的病理变化是(　　　)

A. 虚中夹实　　　　　　B. 实中夹虚　　　　　　C. 真实假虚

D. 真虚假实　　　　　　E. 邪正相持

2. 在疾病过程中,机体正气不甚虚弱,而邪气亦不亢盛,邪正双方势均力敌,病势处于迁延状态的病理变化是(　　　)

　　A. 虚中夹实　　　　　　　B. 实中夹虚　　　　　　C. 真实假虚

　　D. 真虚假实　　　　　　　E. 邪正相持

3. 多因邪气过盛，结聚体内阻滞经络，气血不能外达而致"大实有羸状"的是（　　　）

　　A. 虚实错杂　　　　　　　B. 邪胜正衰　　　　　　C. 真实假虚

　　D. 真虚假实　　　　　　　E. 邪正相持

4. 多因正气虚弱，脏腑经络之气不足，推动无力而致"至虚有盛候"的是（　　　）

　　A. 虚实错杂　　　　　　　B. 邪胜正衰　　　　　　C. 真实假虚

　　D. 真虚假实　　　　　　　E. 邪正相持

5. 在疾病过程中，正气抗御邪气，邪气退却而正气大伤的病理变化是（　　　）

　　A. 正胜邪退　　　　　　　B. 邪去正虚　　　　　　C. 邪胜正衰

　　D. 邪正相持　　　　　　　E. 正虚邪恋

6. 在疾病过程中，正气大虚，余邪未尽，或邪气深伏伤正，正气无力祛除病邪，致使疾病处于缠绵难愈的病理变化是（　　　）

　　A. 正胜邪退　　　　　　　B. 邪去正虚　　　　　　C. 邪胜正衰

　　D. 邪正相持　　　　　　　E. 正虚邪恋

7. 阳气病理性亢盛，常见壮热、烦渴、面红目赤、尿黄便干、苔黄脉数等的病理变化是（　　　）

　　A. 阳偏盛　　　　　　　　B. 阴偏衰　　　　　　　C. 亡阴

　　D. 阴盛格阳　　　　　　　E. 阳损及阴

8. 面色㿠白，畏寒肢冷，脘腹冷痛，喜静蜷卧，舌淡脉迟等的病理变化是（　　　）

　　A. 阴偏盛　　　　　　　　B. 阳偏衰　　　　　　　C. 亡阳

　　D. 阳盛格阴　　　　　　　E. 阴损及阳

9. 阴气偏盛至极，壅闭于里，寒盛于内，逼迫阳气浮越于外，可在原有面色苍白、四肢逆冷、精神萎靡等基础上，又出现面红、烦热、口渴、脉大无根等的病理变化是（　　　）

　　A. 阳偏盛　　　　　　　　B. 阴偏衰　　　　　　　C. 亡阴

　　D. 阴盛格阳　　　　　　　E. 阳损及阴

10. 阳气突然大量脱失，导致全身机能严重衰竭的病理变化是（　　　）

　　A. 阴偏盛　　　　　　　　B. 阳偏衰　　　　　　　C. 亡阳

　　D. 阳盛格阴　　　　　　　E. 阴损及阳

11. 阴气亏损日久以致阳气生化不足，形成以阴虚为主的阴阳两虚病理的是（　　　）

　　A. 阳偏盛　　　　　　　　B. 阴偏衰　　　　　　　C. 亡阴

　　D. 阴盛格阳　　　　　　　E. 阳损及阴

12. 以下哪一项不属于气机失调的病理变化（　　　）

　　A. 气虚　　　　　　　　　B. 气滞　　　　　　　　C. 气逆

　　D. 气陷　　　　　　　　　E. 气闭

13. 气逆多见于以下哪一项（　　　）

　　A. 肺、脾、肾　　　　　　B. 肺、肝、肾　　　　　C. 肝、心、脾

　　D. 肺、肝、胃　　　　　　E. 心、肝、胃

14. 气陷多见于以下哪一项（　　　）

　　A. 肺　　　　　　　　　　B. 心　　　　　　　　　C. 脾

D. 肝　　　　　　　　　　E. 肾

15. 以下哪一项属于气逆的病理变化（　　　）

A. 头晕、目眩、耳鸣　　　　　　　B. 头痛头胀、面红目赤、易怒

C. 内脏下垂　　　　　　　　　　　D. 气短乏力、语声低微　　　E.小腹坠胀

16. 以下哪一项不属于津液不足（　　　）

A. 口渴引饮　　　　　　B. 大便燥结　　　　　　C. 口、鼻、皮肤干燥

D. 口腻、口甜、舌苔厚腻　　E. 大肉尽脱

17. 多见于热病后期，或由于久病耗伤，阴气和津液大量亏损，阴虚则阳亢，变生内风的病理变化是（　　　）

A. 肝阳化风　　　　　　B. 热极生风　　　　　　C. 阴虚风动

D. 血虚生风　　　　　　E. 血燥生风

18. 多由于肝阳偏亢，或肝肾阴亏，阴不制阳，致肝阳亢逆无制而动风的病理变化是（　　　）

A. 肝阳化风　　　　　　B. 热极生风　　　　　　C. 阴虚风动

D. 血虚生风　　　　　　E. 血燥生风

19. 内寒病机多见于（　　　）

A. 肺、脾、心　　　　　B. 心、脾、肾　　　　　C. 肺、心、肾

D. 肺、脾、肾　　　　　E. 肝、脾、肾

20. 以下哪一项病理变化不是火热内生之实火（　　　）

A. 壮热烦渴　　　　　　B. 脉数有力　　　　　　C. 大汗出、脉洪大

D. 高热、尿赤、便结　　E. 潮热盗汗

二、多项选择题（下列五个备选答案中有二个或二个以上的正确答案）

1. 中医病机学说的病理观认为（　　　）

A. 疾病是单纯的局部病变的病理过程

B. 局部病变可以影响全身

C. 疾病是无局部症状的全身性病变的病理过程

D. 疾病是局部和全身综合的病理过程

E. 全身性疾病常通过局部反映出来

2. 属虚实错杂病理状态的是（　　　）

A. 表虚里实　　　　　　B. 上实下虚　　　　　　C. 至虚有盛候

D. 表实里虚　　　　　　E. 上虚下实

3. 可造成实性病理变化的有（　　　）

A. 经络闭塞　　　　　　B. 久病耗精　　　　　　C. 脏腑功能亢奋

D. 气机阻滞　　　　　　E. 脏腑功能减退，病理产物凝结

4. 形成阳偏盛的主要原因有（　　　）

A. 食积郁而化热　　　　B. 外感温热之邪　　　　C. 血瘀化热

D. 寒邪入里化热　　　　E. 五志过极化火

5. 阴盛格阳出现真寒假热证，所见真寒表现是（　　　）

A. 脉大而无根　　　　　B. 精神萎靡　　　　　　C. 畏寒蜷卧

D. 脉微欲绝　　　　　　　　E. 面色苍白

6. 各种气滞病变，共同的病理表现是（　　　）

A. 闷　　　　　　　　B. 胀　　　　　　　　C. 满

D. 痛　　　　　　　　E. 沉

7. 气逆病变多见于下列哪些脏腑（　　　）

A. 肾　　　　　　　　B. 心　　　　　　　　C. 肺

D. 肝　　　　　　　　E. 胃

8. 形成气随血脱病理的原因有（　　　）

A. 外伤大量失血　　　　B. 肝病呕血　　　　C. 月经淋漓不断

D. 妇女崩中　　　　　　E. 产后大出血

9. 津液的排泄与输布障碍，主要产生哪些病理改变（　　　）

A. 湿浊困阻　　　　　　B. 肌肤肿胀　　　　C. 痰饮凝聚

D. 水液潴留　　　　　　E. 气滞血瘀

10. 血热的临床表现特征是（　　　）

A. 有热象　　　　　　　B. 有口渴　　　　　C. 有扰神

D. 有动血　　　　　　　E. 有伤阴

答案（内容请扫二维码）

 古代文献选录（内容请扫二维码）

 现代研究进展（内容请扫二维码）

第十章 防治原则

问题导学

1. 中医学"治未病"的思想内涵是什么？其如何指导疾病的预防和治疗？
2. 如何理解"治病必求于本"？

第一节 预　　防

知识概要

预防，是指采取一定的措施，防止疾病的发生和发展，传统称为"治未病"。预防，对于健康人来说，可增强体质，预防疾病的发生；对于病患而言，可防止疾病的发展与传变。《内经》曾经记载"圣人不治已病治未病，不治已乱治未乱……"，提出了"治未病"的预防思想。《备急千金要方》说："古人善为医者，上医医未病之病，中医医欲病之病，下医医已病之病。"将疾病分为未病、欲病、已病三类，这是中医学最早的三级预防概念。

"治未病"之"治"，不单纯指医疗，还泛指治理、管理、研究等含义；而关于"未病"的内涵，目前主要有以下两种认识：一是整体健康的无病状态，二是疾病潜藏而未发状态，即指机体已存有病理信息或有发病的萌芽状态。

中医"治未病"主要包括未病先防、欲病救萌、既病防变和愈后防复四个方面。①未病先防，是指在疾病未发生之前，采取各种措施，做好预防工作，以避免疾病的发生。②欲病救萌，是指疾病虽然尚未发生，但已出现了某些征兆，或者是疾病处于萌芽状态时，采取有效的措施，防止疾病的发生。③既病防变，是指在疾病发生的初始阶段，力求做到早期诊断、早期治疗，以防止疾病的发展及传变。④愈后防复，是指在疾病初愈、缓解或痊愈时，要注意从整体上调整阴阳，维持阴阳平衡状态，防止疾病复发及病情反复。

阐发与运用

一、"治未病"的概念

"治未病"一词，最早见于《内经》，在《素问》卷一"四气调神大论"与卷九"刺热篇"中均可见到，而二者的含义不尽相同。在《难经》第"七十七难"中提出了治未病的第三层含义。

一是指养生保全，未病先防。《素问·四气调神大论》云："阴阳四时者，万物之终始也，死生之本也，逆之则灾害生，从之则苛疾不起，是谓得道。道者，圣人行之，愚者佩之。从阴阳则生，逆之则死，从之则治，逆之则乱。反顺为逆，是谓内格。是故圣人不治已病治未病，不治已乱治未乱，此之谓也。夫病已成而后药之，乱已成而后治之，譬犹渴而穿井，斗而铸锥，不亦晚乎！"这段话清楚地提出治未病的根本含义，顺从自然之道，使"苛疾不起"。

二是指防微杜渐，先病而治。《素问·刺热论》云："肝热病者左颊先赤，心热病者颜先赤，脾热病者鼻先赤，肺热病者右颊先赤，肾热病者颐先赤。病虽未发，见赤色者刺之，名曰治未病。"

三是指既病知传，先变而治。《难经·七十七难》云："经言，上工治未病，中工治已病者，何谓也？然：所谓治未病者，见肝之病，则知肝当传之与脾，故先实其脾气，无令得受肝之邪，故曰治未病焉。中工者，见肝之病，不晓相传，但一心治肝，故曰治已病也。"《金匮要略·脏腑经络先后病脉证》有相仿，但对后世的影响更为深远的一段话："问曰：上工治未病，何也？师曰：夫治未病者，见肝之病，知肝传脾，当先实脾。四季脾旺不受邪，即勿补之。中工不晓相传，见肝之病，不解实脾，惟治肝也。"

所以，治未病的根本要义在于前者，即养生保全，未病先防。对此，元代名医朱震亨曾经做过很好的解释："是故已病而不治，所以为医家之法；未病而先治，所以明摄生之理。夫如是则思患而预防之者，何患之有哉？此圣人不治已病治未病之意也……或曰：见肝之病，先实其脾脏之虚，则木邪不能传；见右颊之赤，先泻其肺金之热，则金邪不能盛，此乃治未病之法。今以顺四时调养神志而为治未病者，是何意耶？盖保身长全者，所以为圣人之道；治病十全者，所以为上工之术。不治已病治未病之说，著于'四气调神大论'，厥有旨哉！"他明确指出"治未病"虽有三义，但从根本来说，当以《素问·四气调神大论》的观点为宗旨。相比较而言，"保身长全"是"圣人之道"，而防微杜渐与既病防变而使"治病十全"则只是"上工术"而已，高明的还是"保身长全"、使之不病（张志斌，王永炎.试论中医"治未病"之概念及其科学内容.北京中医药大学学报，2007，30（7）：440-444.）。

二、"治未病"理论的临床应用

中医"治未病"思想源远流长，是中医预防医学与临床医学的结晶，它包含"未病先防"、"既病防变"、"瘥后防复"3个核心内容，其应用对国民健康的提高和中医学的发展具有重要意义。近年来，中医预防保健特色优势受到我国政府高度重视，相关政策陆续出台。"治未病"思想已逐步成为研究热点，并被广泛应用于多种疾病的预防、诊治与康复工作当中。"既病防变"、"瘥后防复"方面文献以常见慢性病及其并发症研究为主，"未病先防"方面文献主要涉及亚健康人群和健康人群。"治未病"干预方法主要包括药物调治、健康管理、饮食调养、运动调养、中医特色疗法、心理调养、起居调养等。其中以药物调治为主，包括中药内服、西药、中药外用，而中医特色疗法涵盖推拿按摩、针刺、灸法、穴位埋线、穴位贴敷、穴位注射、刮痧、拔罐等，表明"治未病"思想指导下的干预方法具有多手段、多途径的特点。

目前基于"治未病"思想的应用研究仍更多集中于"已病"阶段，除运用到常见慢性病中，也可见于临床各科，涵盖消化科、妇科、骨科及呼吸科等方面。"治未病"思想应用于亚健康研究的关注度也较高，这符合当前"防治重心前移"的战略要求。然而，应用"治未病"思想开展的针对健康人群的应用研究少有报道。历代医家均强调"未病先防"的重要意义，认为"与其救疗于有疾之后，不若摄养于无疾之先"，"以方药治已病，不若以起居饮食摄于未病"。因此，中医"治未病"相关研究不应该仅停留在临床疾病治疗的阶段，而应着眼于整个疾病发生发展的全程或人生命生长的全程，把养生、防治和康复融为一体，多层次、多维度、多方面采取措施，控制疾病的发生发展，构建全人、全程个性化健康促进的治未病模式。

目前中医"治未病"文献常用干预方法主要有药物调治及非药物调治，药物调治涉及中药与联用西药，非药物调治包括健康管理、中医特色疗法、饮食调养、运动调养、心理调养、起居调养等，且多联合应用，充分体现了其多途径、多靶点、复杂干预的特点。然而，目前应用的"治未病"干预手段大多从中医理论角度来推测其有效性，远未达到以"据"服人的程度，且干预手段缺乏针对性。干预手段与预防疗效相关性尚未阐明，相关研究亟待开展。这导致面对某一具体健康问题时，往往由于可供选择的方法太多而随意性较大，缺乏针对性及相关规范，使其推广受到局限。

中医"治未病"思想应用的"复杂干预"特点决定其效果评价指标应是多维综合的指标体系。目前中医"治未病"干预效果评价由多维度指标构成，包括证候/症状/体征指标、生物学指标、量表测评指标及结局指标。评价指标更偏向于功能性指标，如证候/症状/体征疗效、生存质量、功能活动、体质评估等，部分文献应用复发率、发生率、转归等结局指标，评价工具多选用有关量表，存在评价标准不统一、受检查者主观判断影响大、可重复性差等缺点。部分文献套用西医评价体系，无法准确说明中医研究的有效性和科学性，不能完全贴合治未病效果评价的需求。今后应重视相关临床疗效结局评价指标的研究（杨燕，熊婕，彭锦，等.基于文献的中医"治未病"临床应用现状及思考.中国中医药信息杂志，2018，25（11）：87-91.）。

第二节　治 则 治 法

 知识概要

治则，是治疗疾病时所必须遵循的基本原则，是在整体观念和辨证论治思想指导下而制定的治疗疾病的准绳，对临床立法、处方等具有普遍的指导意义。治则，是针对疾病所表现出的病机共性而确立的。

在治疗疾病时，我们必须辨析出疾病的病因病机，抓住疾病的本质，并针对疾病的本质进行治疗，这就是"治病必求于本"。治病求本，是中医学治疗疾病的指导思想，而扶正祛邪、调整阴阳、正治反治、治标治本、调理精气血津液及三因制宜等，都是受治病求本指导思想支配的治疗原则。

扶正祛邪，是针对虚实辨证制定的治疗原则，是基于正气与邪气在疾病发生发展中的作用而创立的。扶正，就是扶助正气，增强体质，提高机体的抗邪及康复能力，达到战胜疾病，恢复健康的目的。适用于各种虚证，也就是虚则补之。祛邪，就是祛除邪气，消解病邪的侵袭和损害，抑制亢奋有余的病理反应，以促使疾病痊愈。适用于各种实证，也就是实则泻之。

调整阴阳，损其有余，补其不足，恢复阴阳的相对平衡，是临床治疗的根本治则之一。

正治与反治，是指所用药物性质的寒热、补泻效果与疾病的本质、现象之间的从逆关系而言。正治，是指采用与病证性质相反的方药进行治疗的治疗原则，适用于疾病的征象与其本质相一致的病证。反治，是指顺从病证的外在假象而治的治疗原则，适用于疾病的征象与其本质不完全符合的病证。

治标和治本中，标和本的概念是相对的，标本关系常用来概括说明事物的现象与本质，在中医学中常用来概括病变过程中矛盾的主次先后关系。治病总是以治本为主，也就是针对疾病的病因病机进行治疗。但是，在复杂多变的病证中，或在疾病的危重阶段，就必须考虑治标治本的缓急先后。

三因制宜，是指治疗疾病时根据季节气候，地域环境，以及人体的体质、性别、年龄等不同因素而制定的适宜治疗原则。

治法，是在一定治则指导下制定的针对疾病与证候的具体治疗大法、治疗方法和治疗措施。与治则相比，治法较为具体，相对复杂灵活，具有多样性。治疗大法，是针对一类相同病机的证候而确立的。治疗方法，是在治疗大法限定范围之内，针对某一具体证候所确立的具体治疗方法。治疗措施，是在治法指导下对病证进行治疗的具体技术、方式和途径。

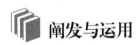

阐发与运用

一、治病求本的内涵

治病求本，源于《素问·阴阳应象大论》："阴阳者，天地之道也，万物之纲纪，变化之父母，生杀之本始，神明之府也。治病必求于本。"原文在以阴阳变化普遍规律作为天地万物生长、变化、衰亡根本原因的基础上提出"治病必求于本"，认为治病之本也必须求之于"阴阳"。吴昆对此原文注曰："天地万物，变化生杀而神明者，皆本乎阴阳，则阴阳为病之本可知。故治病必求其本，或本于阴，或本于阳，必求其故而施治也。"清·张志聪在《黄帝内经素问集注》中亦注曰："本者，本于阴阳也。人之脏腑气血，表里上下，皆本乎阴阳；而外淫之风寒暑湿，四时五行，亦总属阴阳之二气；至于治病之气味，用针之左右，诊别色脉，引越高下，皆不出乎阴阳之理，故曰治病必求其本。"

（1）以"阴阳"为本的观点认为，阴阳是对疾病本原的总概括，适应于一切疾病，起着"医道虽繁，可以一言蔽之"的指导作用，所以求阴阳就是求得了病本。应该说，尽管疾病的发生与发展都不出阴阳之理，但阴阳只是一个抽象的概念，所谓"有名而无形"，它并不能代表具体事物和现象本身，而必须依附于实质性的事物才能说明问题。因此，对疾病来说，仅从阴阳这个最高层次上论病本，并不能具体揭示出病理变化的本质，以天地间普遍的抽象的"本"概念（阴阳对立统一规律）取代疾病中独特的具体的"本"概念，显然过于笼统，泛而无着。

（2）以"病因"为本，出自《素问》"必伏其所主，而先其所因"的观点。明·张景岳在《景岳全书》中云"起病之因，便是病本"。明·周之干在《慎斋遗书·辨证施治》中亦说："种种变幻，实似虚，虚似实，外似内，内似外，难以枚举，皆宜细心求其本也。本必有因，或因寒热，或因食气，或因虚实，或兼时令之旺衰。"

（3）以"先后天之本"为本的观点，如明·李中梓在《医宗必读·肾为先天本脾为后天本论》中说："经曰'治病必求于本'。本之为言，根也。世未有无源之流，无根之本。澄其源而流自清，灌其根而枝乃茂，自然之经也。故善为医者，必责其本，而本有先天、后天之辨。先天之本在肾……后天之本在脾。"其强调的是脾、肾某些基本物质的重要性，说明它们的某些功能在人体生命活动中的重要作用，所以并不太适合用来概括一切疾病的本质。

（4）以"标本之本"论病本，如宋·赵佶在《圣济经·推原宗本》中说："治病不求其本，何以去深藏之患邪……盖自黄帝标本之论，后世学者阐以兼治之术，故能智明而功全……诚能由标而探本，斯能由本而明标，五脏六腑之盈虚，血脉荣卫之通塞，盖将穷幽洞微，探颐索隐，而知病之变动，无毫厘之差矣。"这主要是含混了治病求本之本与标本之本的含义。治病求本的本，是指疾病的本质，而标本中的标与本，是一组相对的概念，标与本可以有许多具体的含义，如以先病、后病而言，则先病为本，后病为标；以原发病、继发病而言，则原发病为本，继发病为标等等。标本主要是说明病变过程中矛盾有主次，所以在治疗上要分先后缓急。因此，治病求本之本与标本之本存在着概念上的差异，二者不可等同。

（5）以病机为"本"，如刘完素在《素问病机气宜保命集·病机论》中说："察病机之要理，施品味之性用，然后明病之本焉。故治病不求其本，无以去深藏之大患。"

（6）以证为"本"，如吴润秋认为："治病必求于本之'求'，当释为'辨'，'本'，当释为'证'，意即治病必须辨证……证反映了疾病某阶段的本质……一个证名的确立，是对疾病本质的高度概括和明确表述……因此，证反映了疾病的本质，故可称之为'本'。"

通过分析可知，上述中前四种观点，虽从不同角度阐述了对病本的认识，但都有一定的局限性和片面性。而后两种观点，即以"病机"为本和以"证"为本的观点，基本符合中医对疾病病理变化本质规律的认识，且二者相互联系。"证"是疾病过程中某一阶段病理变化本质的高度概括，其具体内容，包含了病机。疾病的本质，在中医学中主要是由证来体现的。任何疾病，不论其症状和体征如何复杂，都属于外在现象，都是由疾病的内在本质决定的（童园园，梅晓云."治病求本"概念讨论. 南京中医药大学学报，2002, 18（4）: 204-206.）。

二、中医治则的层次

根据抽象程度的高低、适应范围的大小，治则可以划分为不同的层次。其中，高层次的治则可以下统低层次的治则，而每一低层次的治则皆从属于高一层次的治则。所以，治则之间呈现出一种纵向联系的主从关系，体现出多层次的整体结构性。

治则的最高层次是治病求本、三因制宜。

治病求本一般是指在临床时寻求病证的本质，然后针对本质进行治疗。这一基本含义的关键是治病要抓住病证的本质。病证之本质，可由辨病与辨证的有机结合来求得。通过辨病，找到不同疾病各自独有的特殊本质，可使我们从全程上把握影响疾病初终转归的基本矛盾；通过辨证，找到疾病处于不同阶段时病理变化的本质，又可使我们从局部发展中把握病变的主要矛盾。所以，治病求本之"本"，既包括病之本质，又包括证之本质。

三因制宜，是因人制宜、因地制宜、因时制宜治疗原则的统称。以往多被归纳在扶正祛邪、调整阴阳盛衰等层次。从三因制宜的内容看，它强调治疗时须考虑人、地、时的特性和差异对疾病的影响，强调对具体情况做出具体分析，以确定最适宜的治疗方案。所以，从治疗程序和治疗意义上分析，三因制宜应该与治病求本属同一层次。以治疗程序而言，三因制宜与治病求本皆为中医治疗疾病辨证思维的第一步，任何疾病的治疗，在指导思想上都不可以越过这两个最高层次的原则去执行后续的较为具体的治疗原则；以治疗意义而言，治病求本是从疾病本身发生发展规律的角度来认识疾病的本质，而疾病又总是通过一定的个体，在一定的时空中表现出来的。这样，三因制宜就从影响疾病的多因素角度出发，补充了治病求本的不足。只有在治病求本的同时，结合三因制宜综合考虑，才能较为全面地选择出下一步治疗的最适宜方案。

治则的第二层次是扶正祛邪。扶正祛邪，是针对虚证和实证制定的治疗原则。这一治疗原则是基于正气与邪气在疾病发生发展过程中的作用而建立的。中医病机学说认为，正气不足是疾病发生的内在根据，邪气侵犯是疾病发生的重要条件，二者缺一不可。并且邪正双方的相互斗争，自始至终贯穿在疾病的整个过程之中。邪正斗争造成邪正双方力量对比上的盛衰变化，就必然形成证候的虚与实。因此，治病求本首先必须抓住邪正斗争这个疾病最基本的矛盾，辨明正虚或邪实的本质，进而运用扶正祛邪原则，以改变邪正双方力量对比的盛衰，促进正胜邪退，邪祛正复，使疾病趋向好转乃至痊愈。

治则的第三层次是调整阴阳盛衰。调整阴阳盛衰，是针对阴阳失调这个疾病的基本病理变化制定的治疗原则。如前所述，疾病是邪正斗争的结果，邪正斗争破坏了机体阴阳之间的相对平衡状态，导致阴阳失调，于是人体就发生了疾病。一切疾病，不论其病理变化多么复杂，总体上都属于阴阳失调，不外乎阴阳偏盛和阴阳偏衰这两种最基本的病理变化。因此，调整阴阳盛衰，恢复生理上阴阳之间的协调与相对平衡，作为扶正祛邪原则的实施，成为治则的第三层次。

治则的第四层次是调理脏腑关系、调理气血津液关系。调理脏腑关系与调理气血津液关系，分别是针对疾病过程中出现的脏腑之间、气血津液之间的关系失常而制定的治疗原则。由于上述阴阳失调是对机体脏腑、气血津液等一切病理变化的总概括，所以调整阴阳盛衰的治则必须联系到脏腑、气血津液等具体病变才能够体现。这样，调理脏腑关系与调理气血津液关系，作为调整阴阳盛衰的具体化，就成为治则的第四层次。

另外，关于正治反治与标本缓急，以往大多作为某一层次的治则论述，究其实质可以发现，二者与治病求本原则有着非常密切的关系。从它们各自包含的内容分析，二者若作为治病求本原则的附属部分理解则更加恰当（童园园.论中医治则的多层次整体结构.河北中医，1996，18（6）：42-43.）。

知识巩固

一、单项选择题（下列五个备选答案中只有一个是最佳或最恰当的答案）

1. 以下哪一项不是未病先防的内容（　　）
A. 养性调神　　　　　　　　　B. 顺应自然　　　　　　　　C. 调理饮食
D. 早期诊治　　　　　　　　　E. 保精护肾

2. 见肝之病，先实其脾气，这种治疗属（　　）
A. 实则泻之　　　　　　　　　B. 既病防变　　　　　　　　C. 早期治疗
D. 扶正祛邪　　　　　　　　　E. 虚则补之

3. 属治则的有（　　）
A. 滋阴　　　　　　　　　　　B. 温阳　　　　　　　　　　C. 扶正
D. 发汗　　　　　　　　　　　E. 泻下

4. "虚则补之，实则泻之"是（　　）
A. 反治法　　　　　　　　　　B. 正治法　　　　　　　　　C. 从治法
D. 扶正　　　　　　　　　　　E. 祛邪

5. "热因热用"适用于下列哪种病证（　　）

A. 真寒假热证　　　　　　B. 真热假寒证　　　　　C. 心肝火旺证

D. 阴虚火旺证　　　　　　E. 风热表证

6. "寒因寒用"适用于下列哪种病证（　　）

A. 真寒假热证　　　　　　B. 真热假寒证　　　　　C. 脾阳虚证

D. 肾阳虚证　　　　　　　E. 风寒表证

7. "通因通用"适用于下列哪种病证（　　）

A. 肝郁泄泻　　　　　　　B. 寒湿泄泻　　　　　　C. 脾虚泄泻

D. 食积泄泻　　　　　　　E. 肾虚泄泻

8. "塞因塞用"适用于下列哪种病证（　　）

A. 表实里虚　　　　　　　B. 表虚里实　　　　　　C. 真虚假实

D. 真实假虚　　　　　　　E. 虚实夹杂

9. "用寒远寒，用热远热"是属（　　）

A. 因人制宜　　　　　　　B. 因时制宜　　　　　　C. 因地制宜

D. 因病制宜　　　　　　　E. 因食制宜

10. 下列何种为正治法（　　）

A. 用温远温　　　　　　　B. 塞因塞用　　　　　　C. 热者寒之

D. 补泻兼用　　　　　　　E. 用凉远凉

11. 下列何种为反治法（　　）

A. 用热远热　　　　　　　B. 通因通用　　　　　　C. 寒者热之

D. 补泻兼用　　　　　　　E. 用寒远寒

12. 正虚邪实而不耐攻伐的患者，应采用（　　）

A. 扶正为主　　　　　　　B. 先祛邪后扶正　　　　C. 先扶正后祛邪

D. 祛邪为主　　　　　　　E. 扶正与祛邪兼用

13. 素体阳虚感受寒邪用助阳解表法治疗属（　　）

A. 急则治其标　　　　　　B. 因时制宜　　　　　　C. 缓则治其本

D. 标本兼治　　　　　　　E. 因地制宜

14. 扶正祛邪同时运用适用于（　　）

A. 虚实夹杂证　　　　　　B. 真虚假实证　　　　　C. 真实假虚证

D. 虚性病证　　　　　　　E. 实性病证

15. 关于阴阳偏盛的治疗以下列哪一项原则最中肯（　　）

A. 调整阴阳　　　　　　　B. 热者寒之　　　　　　C. 寒者热之

D. 损其有余　　　　　　　E. 补其不足

16. 关于阴阳偏衰的治疗以下列哪一项原则最中肯（　　）

A. 调整阴阳　　　　　　　B. 补偏救弊　　　　　　C. 热者寒之

D. 损其有余　　　　　　　E. 补其不足

17. 因人制宜不包括（　　）

A. 因气候不同而用药　　　B. 因年龄不同而用药　　C. 因性别不同而用药

D. 因体质不同而用药　　　E. 因社会心理不同而用药

18. 阴中求阳相对应的阴阳失调是（　　）

A. 阴偏衰　　　　　　　　B. 阳偏衰　　　　　　　C. 阴损及阳

D. 阳损及阴　　　　　　　　E. 阴阳两虚

19. 阳中求阴相对应的阴阳失调是（　　　）

A. 阴偏衰　　　　　　　B. 阳偏衰　　　　　　　C. 阴损及阳

D. 阳损及阴　　　　　　　　E. 阴阳两虚

20. 臌胀患者腹水严重，腹部胀满，先利水后治肝病所采用的治则是（　　　）

A. 扶正祛邪　　　　　　　B. 调整阴阳　　　　　　　C. 正治反治

D. 治标治本　　　　　　　　E. 三因制宜

二、多项选择题（下列五个备选答案中有二个或二个以上的正确答案）

1. 以下哪些属于未病先防的措施（　　　）

A. 扶助正气　　　　　　　B. 顺应四时　　　　　　　C. 躲避疫毒

D. 药物预防　　　　　　　　E. 人工免疫

2. 关于正治的说法中下列哪些是正确的（　　　）

A. 适用于表象与本质相一致的病证　　　B. 正治又称为逆治

C. 适用于表象与本质不完全一致的病证　　　D. 正治又称为从治

E. 采用的方药性质与病证性质相逆

3. 关于反治的说法中下列哪些是正确的（　　　）

A. 适用于表象与本质相一致的病证　　　B. 反治又称为逆治

C. 适用于表象与本质不完全一致的病证　　　D. 反治又称为从治

E. 采用的方药性质与病证性质相逆

4. 以下哪些属于正治（　　　）

A. 辛温解表以治表寒证　　　　　　B. 补益气血以治血虚闭经

C. 苦寒清里以治里热证　　　　　　D. 消食导滞以治食积泄泻

E. 行气活血以治气滞血瘀

5. 以下哪些属于反治（　　　）

A. 辛热温里以治里寒证　　　　　　B. 健脾益气以治腹胀便秘

C. 辛凉解表以治表热证　　　　　　D. 活血化瘀以治瘀血内阻，血不循经所致崩漏

E. 清热利湿以治热淋之尿频、尿急、尿痛

6. 关于扶正的说法中下列哪些是错误的（　　　）

A. 适用于各种虚证　　　　　　B. 极虚之人，垂危之病，宜大剂汤液峻补

C. 适用于各种实证　　　　　　D. 极虚之人，垂危之病，宜小剂丸药徐徐图之

E. 不分男女老幼、虚实表里，皆可进补以扶正

7. 关于祛邪的说法中下列哪些是错误的（　　　）

A. 适用于各种虚证　　　　　　B. 祛邪应中病即止

C. 适用于各种实证　　　　　　D. 祛邪应除恶务尽

E. 可单独运用祛邪以治虚实夹杂病证

8. 关于调整阴阳中损其有余的说法中下列哪些是正确的（　　　）

A. 适用于阴或阳某一方偏盛的实证　　　B. 采用实则泻之的方法

C. 适用于阴或阳某一方偏衰的虚证　　　D. 采用虚则补之的方法

E. 损其有余是为恢复阴阳的相对平衡

9. 关于调整阴阳中补其不足的说法中下列哪些是正确的（　　）

A. 对于虚热证当阳病治阴　　　　　　B. 采用实则泻之的方法

C. 对于虚寒证当阳病治阴　　　　　　D. 采用虚则补之的方法

E. 回阳救逆适用于阴阳亡失者，当治以峻剂

10. 关于调整脏腑的说法中下列哪些是错误的（　　）

A. 治疗肝病宜疏肝解郁以畅其性，柔其体

B. 治疗脾虚病证可尽用滋补之品

C. 泻南补北是泻肝火、补肾水以治疗肝肾阴虚病证的治法

D. 金水相生是滋养肺肾之阴的治法

E. 培土制水是健脾利水以治疗水湿停聚病证的治法

答案（内容请扫二维码）

 古代文献选录（内容请扫二维码）

 现代研究进展（内容请扫二维码）

推荐阅读书籍

邓中炎. 2002. 中医基础理论体系现代研究-基础与临床. 广州：广东科技出版社

匡调元. 1998. 现代中医病理学基础. 上海：上海科学普及出版社

李梴. 2006. 医学入门. 田代华，张晓杰，何永等整理. 北京：人民卫生出版社

李东垣. 2005. 脾胃论. 文魁，丁国华整理. 北京：人民卫生出版社

李中梓. 2007. 内经知要. 胡晓峰整理. 北京：人民卫生出版社

李中梓. 2007. 医宗必读. 郭霞珍整理. 北京：人民卫生出版社

秦伯未. 2009. 谦斋医学讲稿. 上海：上海科学技术出版社

孙广仁. 2001. 中医基础理论难点解析. 北京：中国中医药出版社

孙相如，何清湖. 2017. 藏象理论与中医文化. 北京：中国中医药出版社

汪昂. 2005. 本草备要. 郑金生整理. 北京：人民卫生出版社

王琦. 1997. 中医藏象学. 北京：人民卫生出版社

王新华. 2001. 中医基础理论. 北京：人民卫生出版社

邢玉瑞，王小平，鲁明源. 2017. 中医哲学思维方法研究进展. 北京：中国中医药出版社

徐大椿. 2007. 医学源流论. 万芳整理. 北京：人民卫生出版社

徐灵胎. 2016. 神农本草经百种录. 罗琼校注. 北京：中国医药科技出版社

严灿，吴丽丽. 2019. 中医基础理论. 北京：中国中医药出版社

杨扶国，齐南. 2001. 中医藏象与临床. 北京：中医古籍出版社

印会河，童瑶. 2006. 中医基础理论. 第 2 版. 北京：人民卫生出版社

张登本，孙理军. 2008. 《黄帝内经》（全注全译）（素问）. 北京：新世界出版社

张介宾. 2007. 景岳全书. 李继明，王大淳整理. 北京：人民卫生出版社

张锡纯. 2006. 医学衷中参西录. 柳西河重订. 北京：人民卫生出版社

张元素. 2007. 医学启源. 郑洪新校注. 北京：中国中医药出版社

赵献可. 2005. 医贯. 郭君双整理. 北京：人民卫生出版社

中国中医研究院. 2005. 岳美中论医集. 北京：人民卫生出版社

周凤梧，张奇文，丛林. 2012. 名老中医之路. 济南：山东科学技术出版社

高 阶 训 练

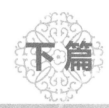

案例和材料分析要点（内容请扫二维码）

1. 案例分析

陈某，女，45 岁。2010 年 3 月 19 日初诊。患者烦躁失眠 2 个月，加重 1 周。2 个月前因子宫肌瘤月经出血不止行子宫切除术，术后即感烦躁不宁，入睡困难，睡眠表浅，潮热盗汗，五心烦热，虽经中西药治疗，其效不佳。近 1 周来情况加重，甚至整晚不能入睡。刻诊：心烦失眠多梦，精神恍惚，口渴引饮，烦躁易惊，入夜尤甚。饮食尚欠佳，大便干燥，小便偏黄。舌质红，舌苔剥脱，脉细略数。

（1）患者病证主要与哪些脏腑功能失调有关？依据是什么？

（2）从阴阳失调的角度分析患者病证的具体病机。

（3）根据五行学说，针对患者病证应采用何种治则、治法？

2. 案例分析

患者，男，70 岁。患慢性支气管炎，阻塞性肺气肿 10 年，反复咳喘，短气，动则喘甚。近期又因喘咳短气加重，于 2016 年 10 月 2 日来门诊就诊。刻下症见喘咳短气，动则喘甚，呼多吸少，气不得续，形体消瘦，自汗出，畏寒肢冷，下肢浮肿，小便频多，面青唇紫。舌淡苔白，脉微细弱，中医诊断：喘证。

（1）患者病证与哪些脏腑失调有关？依据是什么？

（2）简述患者病证所涉脏腑之间的关系。

（3）患者病证主要与哪些致病邪气有关？依据是什么？

3. 案例分析

梁某，女，9 岁。2008 年 3 月 15 日初诊。以"鼻塞、流涕、咳嗽 2 天"为主诉就诊。咳嗽，以晨起为甚，鼻塞，流浊涕，体温 37.6～38.0℃，轻微汗出，倦怠乏力，小便短黄，大便不调，平素纳差，脘腹胀满，咽红肿痛，舌红苔白厚腻。

（1）患者病证主要与哪些脏腑功能失调有关？依据是什么？

（2）简述患者病证所涉脏腑之间的关系。

（3）根据五行学说，针对患者病证应采用何种治则、治法？

4. 案例分析

患者，女，37 岁。2019 年 6 月 5 日初诊。因头晕昏沉，视物旋转，走路不稳就诊，苔白舌胖有齿痕，脉濡滑。

（1）患者病证与何种致病邪气有关？依据是什么？

（2）论述致病邪气的致病特点。

5. 材料分析

根据《素问·上古天真论》所述："女子七岁，肾气盛，齿更发长；二七，而天癸至，任脉通，太冲脉盛，月事以时下，故有子；……四七，筋骨坚，发长极，身体盛壮；五七，阳明脉衰，面始焦，发始堕；……七七，任脉虚，太冲脉衰少，天癸竭，地道不通，故形坏而无子也。丈夫八岁，肾气实，发长齿更；二八，肾气盛，天癸至，精气溢泻，阴阳和，故能有子；……四八，筋骨隆盛，肌肉满壮；五八，肾气衰，发堕齿槁；……七八，肝气衰，筋不能动，天癸竭，精少，肾藏衰，形体皆极……"回答以下问题。

（1）试述肾气的概念及其与肾精、肾阴、肾阳之间的关系。

（2）试述天癸的概念。

（3）试述任脉和冲脉的概念、循行部位及功能。

（4）为什么阳明脉衰可导致面焦发堕？

（5）根据经文，试述《内经》是以哪些形体组织、机体外部征象及功能的改变作为观察肾气盛衰、判断人体生长发育状况及衰老程度客观标志的？

（6）根据经文，试述肾精虚证可能的临床表现。

6. 材料分析

根据示意图，简要阐述古代哲学家所构建的宇宙生成模式及其主要内容。

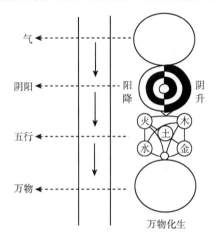

7. 材料分析

清代名医张志聪在《侣山堂类辩》一书中记载了自己治疗一位患水肿而小便不通患者的案例。该患者在求诊张志聪之前已看过不少医生，前医大多使用利小便的方药，但却越治小便越不通，水肿亦越来越严重。张志聪另辟蹊径，选用防风、苏叶、杏仁三味药，各药等量，让患者水煎后温服。不久患者开始出汗，小便随即而通，水肿全消。

（1）剖析张志聪治疗用药所依据的中医理论，并详细阐述其治法原理。

（2）张志聪确立的治法体现了中医何种思维？

8. 案例分析

周某，男，59 岁。2011 年 11 月 21 日初诊。阵发性胸闷反复发作 10 年，再发加重半个月，诊为冠心病、心绞痛、习惯性便秘。经西医规范治疗半个月不缓解。入院症见：胸闷胸痛，日发数次，入夜发作尤多，心悸气短，动则加重，常感上下气不相续接、畏冷，扪之四肢不温。长期大便干结如羊屎，一直需要依赖"酚酞"口服通便。舌质淡红，边有齿痕，脉结代。

（1）分析患者呼吸困难和胸闷胸痛症状的病机。

（2）分析患者大便秘结的病机。

9. 案例分析

班某，女，37 岁。外感后遗留咽喉不利，渐渐感觉咽喉有物梗塞，吐之不出，咽之不下，饮食渐少，身体渐瘦，曾口服磺胺甲噁唑、四环素等药无效，而来求治。刻诊：精神紧张，自觉咽喉有物梗塞，心悸，咯吐痰涎，胸脘痞闷，咽喉微充血，舌红，苔薄黄，脉弦细。血常规、胸部 X 线检查均正常。

（1）分析患者病证形成的原因。

（2）患者病证与哪些脏腑功能失调有关？依据是什么？

（3）患者咽喉不利属中医哪一种病证的范畴？其病机如何？

10. 案例分析

张某，女，15 岁。1986 年 7 月 15 日初诊。骤起眼睑面部浮肿，尿痛尿少 3 天，继而全身水肿，伴发热、恶风、无汗，咳嗽咽痛，脉浮紧，苔薄白。尿常规：红细胞（＋＋＋），蛋白（＋＋＋）。诊断：急性肾小球肾炎。方选越婢汤加味：麻黄 10g，生姜 5g，石膏 20g，白术 10g，杏仁 10g，牛蒡子 10g，白茅根 20g，甘草 5g，大枣 10g，4 剂，水煎服。药后微微汗出，小便自利，水肿渐消。复诊守方加仙鹤草 15g 调治，5 天而瘥。

（1）分析患者病证的成因。

（2）患者出现的病证与何脏腑哪些功能失调有关？

（3）患者出现水肿的病机是什么？试述使用越婢汤治愈水肿的治法原理。

11. 材料分析

迄今为止，医生都是基于癌症所在的部位来定义和治疗癌症，譬如肺部、肠道或乳房。随着"泛癌症图谱"项目宣告完成，最新研究结果发现，所有 33 种癌症类型可以被重新划分为 28 种不同的分子类型，或是基于细胞和基因组成的"簇群"，并非依据它们在体内的起始部位。其中在身体的各个部位发现近 2/3 的簇群分子具有相似性；一种肿瘤类型可存在于体内的 25 个部位。因此。若是在以往，这所有部位的癌症治疗方案可能各不相同，但实质上属于同一类肿瘤。这一发现意味着在某些情况下，一种癌症的治疗药完全可以用于治疗另一种癌症，而用于治疗其他疾病的药，如风湿性关节炎，也可以用来对抗癌症。这在研究抗癌新药方面，开阔了视野和思路。

（1）科学家通过在基因水平上区分癌症类型，认为在某些情况下对一种癌症的治疗药完全可以用于治疗另一种癌症。这种观点实际上反映了中医临床诊疗的何种基本法则？

（2）据材料提示，这种法则的具体运用是如何体现的？运用的依据是什么？

12. 案例分析

吴某，男，54 岁。1991 年 8 月 7 日初诊。数天来外出，生活规律紊乱，饮食失调，突然右足大趾丛毛处皮肤鲜红色赤如丹，似云片，边缘清楚，中间有数个小水疱伴灼热痛如绞，恶寒发热。当地医院曾给予青霉素、庆大霉素、安痛定等抗菌消炎止痛，热退肿痛未减，行走艰难，由家人搀扶来诊治。检查：精神疲惫，面色红赤，形体丰腴，口苦欲呕、饮食欠佳，5 日未大便，小便黄赤，舌红苔黄厚腻，舌两边尤甚，脉弦滑数。

（1）根据患者症状出现的部位，判断出现病变的经络。

（2）分析患者病证的成因。

（3）分析患者病证与哪些脏腑功能失调有关？

13. 材料分析

喻嘉言治疗一徐姓患者，伤寒六七日，身热目赤，想喝水，拿到水又放在一边不喝，异常躁动，将家里门窗都打开，躺在地上怎么也不舒服，要求入井。前医治以大承气汤（苦寒泻下剂），不效，诊其脉洪大无伦，重按无力。喻嘉言以干姜、附子各五钱，人参三钱，甘草二钱，2剂而愈。

（1）请写出喻嘉言所用治法的名称，并进行释义。从正治、反治的角度分析立法原理、处方用药，并指出所用的具体治法。

（2）根据症状和疗效分析该患者的证候病机。

14. 材料分析

张子和治息城司候，闻父死于贼，乃大悲，哭之罢，便觉心痛，日增不已，月余成块，状若杯覆而大，痛不住，药无功。议用燔针炷艾，病人患之，乃求于张。张至，适巫者坐其旁，乃学巫者，杂以狂方以谑疾者。至是大笑不可忍，回面向壁，一二日，心下结块皆散。

（1）何为七情？案例中患者可能会出现哪些异常情绪？

（2）运用五行理论，分析张子和所用的治法原理。

（3）试述七情对脏腑气机的影响。

15. 案例分析

陈某，女，27岁。2017年8月2日初诊。诉患再生障碍性贫血3年，其血红蛋白常在40～50g/L，3年来，在医院输血多次，但仍贫血。3个月前，全身遍发红色疱疹，奇痒，抓破后先渗黄水后渗血，进而溃烂脱皮，而疱疹竟层层迭发。诊脉时，其寸口尺肤部竟无完肤，但见其一身皮肤溃烂，血水模糊。患者精神疲乏，气短声低，心烦不安，呻吟痛楚。面色淡黄，舌淡苔黄腻，脉细数而芤。多家医院诊断均为再生障碍性贫血并大疱性剥脱性皮炎。

（1）请从病因学的角度分析该病证形成的原因（致病邪气），并写出致病邪气的性质和致病特点。

（2）请根据治则中标本理论分析当下医者的治疗策略。

16. 案例分析

李某，女，46岁。左侧头痛反复发作1年，X线片、CT等检查未见异常，神经科拟诊血管神经性头痛。现症见：左侧头痛剧烈，针刺样痛，痛时牵连左侧太阳穴并绕耳前后，前额胀痛，眉棱骨亦觉疼痛，伴有头晕欲呕，眠差。面色晦暗，神疲乏力，纳谷一般，月经量少，经色紫暗夹有小血块，2～3天即净，二便正常，舌色暗红，苔薄白，脉弦细涩，重按无力。

（1）该患者的头痛主要与哪几条经络有关？依据是什么？

（2）分析该患者体内气血的病理状态。

17. 案例分析

邓某，女，31岁。自诉常年在冷库工作，每天要进出冷库上百次，从2013年开始出现腹胀、腹泻，下肢水肿，凡进生冷饮食如水果、饮料、凉菜，或遇天气寒冷，则泄泻、肿胀加重，手足及脘腹部冷痛明显。患者体形偏胖，面色㿠白，疲乏，畏冷。舌苔薄白滑，脉沉细。

（1）请从病因学的角度分析该病证形成的原因（致病邪气），并写出致病邪气的性质和致病特点。

（2）分析该患者患病所伤及的脏腑。

（3）针对该患者泄泻、肿胀症状，依据五行生克理论拟定治法。

18. 案例分析

王某，女，43岁。主诉痔疮反复出血，合并脱肛。自诉常年神疲乏力，少气懒言，面色萎黄，唇色淡，形体偏胖，偶有四肢部轻微肿胀，劳累后诸症加重，月经量少，纳可，饮少，大便偏稀，舌淡胖，苔薄白有齿痕，脉细无力。

（1）从气血津液的角度分析该患者的病机特点。

（2）从藏象理论分析该患者的主要病变脏腑并论述该脏腑的生理功能。

19. 材料分析

明代医家张景岳在《景岳全书》中曰："脾胃之痰，有虚有实。凡脾土湿胜，或饮食过度，别无虚证而生痰者，此乃脾家本病，但去其湿滞而痰自清……然脾胃不虚，则虽生痰饮，不过微有留滞，亦必不多，且无大害，惟脾虚饮食不能消化而作痰者，其变最多。但当调理脾胃，使其气强，则自无食积之患……若脾气微虚，不能制湿，或不能运化而为痰者，其证必食减神倦，或兼痞闷等证……又有劳倦本以伤脾，而疲极又伤肝肾。脾气伤则饮食减少，或见恶心；肝肾伤则水液妄行，或痰饮起自脐下，直冲而上。"

（1）试述脾的生理功能包括哪些内容？

（2）根据以上材料运用藏象理论分析脾在病理产物痰饮形成中的作用。

（3）根据上述材料论述水液输布、代谢与脏腑功能的关系。

20. 材料分析

清·张璐《张氏医通》曰："四君子乃胃家气分之专药，胃气虚而用之，功效立见。即血虚用四物，亦必兼此。故八珍之主治，不独气血两虚也，即血虚者亦须兼用。但补气则偏于四君，补血则偏于四物。若纯用血药，不得阳生之力，阴无由以化也。"古人治疗血虚不单使用补血药，常常在补血药中加入补气药。

（1）运用气血的关系论述为什么血虚者要加入补气药？

（2）试从阴阳的角度来分析气与血之间的关系。

21. 材料分析

《岳美中论医集》中曾记载岳老强调冠心病治疗中特别注意的问题，"冠心病之治疗，常用'活血化瘀'之法，认为是'血瘀'所致，但需深入分析。依中医理论，胸阳衰弱，浊阴干犯清阳之府，乃是该病之基本病机。""若确有瘀血之征，即使要用活血化瘀药，也宜加入黄芪、薤白等行阳之品，其效方佳。选用活血化瘀药时，应注意选用阳药。"

（1）根据岳老医话，阐述为什么瘀血证要使用行阳之品？

（2）试述瘀血致病的病证特点。

（3）如何理解阳气衰弱、浊阴内生的发病机理？

22. 案例分析

案一：王某，男，15 岁，体壮。运动后回家洗凉水澡后又吹空调，半夜发热，体温 39.5℃，头晕头痛，精神不振，恶寒肢冷，不思饮食，舌淡，苔薄白腻，脉浮。

案二：赵某，女，69 岁，体胖。患者素有 10 年哮喘史，发作时胸闷气喘，张口抬肩，咳嗽痰多，每因感冒着凉或贪凉饮冷而发。本次发作乃因暑热贪凉、空调凉风吹拂所致。症见形寒肢冷，咳痰喘促，清稀如水，不思饮食，大便不成形。舌淡，苔水滑，脉沉弦。

（1）试分析王某和赵某发病的病因。

（2）从虚实病机的角度分析两名患者的病证特点。

（3）从正邪标本的角度拟定相应的治则治法。

23. 案例分析

张某，女，60 岁。因多年腹痛、腹泻来诊。症见腰膝冷痛，唇甲苍白，纳少脘闷，腹泻作痛，大便不成形，日 3～5 次，稍冷食即泄泻，泻下物含不消化食物。舌淡暗，苔白腻，脉沉细。

（1）试分析该患者的病证与哪些脏腑功能失调有关？

（2）从虚实病机、阴阳失调的角度分析该病证的病机特点。

（3）根据上述病证从五行生克的角度拟定相应的治法。

24. 材料分析

《儒门事亲·不寐一百二》记载："一富家妇，伤思虑过甚，二年不寐，无药可疗，其夫求戴人治之。戴人曰：'两手脉俱缓，此脾受之也，脾主思故也。'乃与其夫以怒而激之，多取其财，饮酒数日，不处一法而去，其人大怒汗出，是夜困眠，如此者八九日不寤，自是而食进，脉得其平。"

（1）根据上述材料分析该病证发病病因，并用五行学说来分析治疗方法。

（2）试分析致病因素如何影响脏腑气机？

25. 材料分析

1954 年夏，石家庄地区久旱无雨，当地出现了流行性乙型脑炎，疫情严重，经中医以白虎汤、清瘟败毒饮为主方治疗后，很多患者转危为安，疫情得到了控制。1956 年夏，北京地区暴发流行性乙型脑炎，死亡率很高，医生仿效石家庄地区治疗流行性乙型脑炎的经验，仍用白虎汤，结果屡试无效，甚至加重了病情。经蒲辅周分析，石家庄地区与北京的流行性乙型脑炎虽然同发生在暑季，但石家庄久晴无雨，而当时北京雨水较多，天气湿热，患者症状表现为兼有湿邪，治宜采用宣解湿热和芳香透窍的药物，改用杏仁滑石汤、三仁汤、三石汤等通阳利湿，用药后，挽救了大量患者的生命。

（1）通过材料试述中医学理论的主要特点。

（2）依据材料，中医对流行性乙型脑炎采用了哪些治则治法？

26. 案例分析

裘沛然治一患者，咳嗽痰喘甚剧，胸脘窒闷异常，腹胀不思饮食，白腻厚苔满布于舌。病已半年，倍尝中西药无效。前医均认为土阜湿盛，酿痰阻肺，气机壅滞。然通阳运脾、燥湿畅中、温肺肃降、理气祛痰之剂愈进，其病愈剧。裘氏亦感棘手，勉为处方金水六君煎，其中用熟地黄 45g，当归 30g。不料服药 3 剂患者胸闷渐宽，渐思进食；7 剂后咳喘减轻，痞胀竟消，胃纳大增；又服 7 剂痊愈。探其机制，乃因痰为津液凝结形成，《赤水玄珠》曰："津液者，血之余，行乎脉外，流通一身，如天之清露。"若阴津充盛，得以敷布，则如雾露之溉，濡润周身；若阴津匮乏，则津液黏滞，不能流布周身，易于停滞为痰。

（1）通过材料分析痰饮的形成机制。

（2）裴沛然确立的治法体现了中医何种思维？

27. 案例分析

李某，男，52 岁。主诉：腹泻伴烦躁 1 周。患者蛛网膜下腔出血曾于某医院就诊，住院期间大便秘结，后转至本院康复治疗，治疗期间出现腹泻症状，给予黄连素口服而腹泻症状加重，日 10 余次，大便便出如水，臭秽难闻，且躁动明显。刻诊：症见大便便出如水，臭秽难闻，察其躁动，面红，腹部紧张，肝脾肋下未触及，腹部可触及多处条索样硬结，舌红而干，苔黄，诊其脉弦数，此为阳明腑实，热结旁流。经清洁灌肠处置后，患者排出大量质地坚硬便块，躁动症状缓解，后症状反复，继邀会诊，查体：腹部仍有明显硬结，考虑清洁灌肠后虽大便得通，但热结未除，当通腑泄热为法，给予大承气汤调治，服用 3 剂后排出燥屎多枚，大便恢复正常，躁动症状缓解而停药。

（1）从虚实病机的角度对该患者的病证特点进行分析并给出病机诊断。

（2）分析在该患者的治疗中采用了哪些治则治法？

28. 案例分析

柳某，女，19 岁。4 月 15 日初诊。4 天前始出现发热，体温最高达 39℃，无寒战，伴咽痛不适，吞咽时咽痛加重，头痛，乏力懒动，纳饮欠佳，自服解热镇痛药、抗生素及清热解毒中药等治疗 3 天，效不佳，热退后汗出较多，动则更显，肢冷畏寒，神疲乏力，咽痛无明显改善。查体：平素体虚，精神不振，面色黄白，乏力懒言，汗多而黏，双颌下可及花生米大小肿大淋巴结，压痛，无波动感，咽部充血，双侧扁桃体Ⅱ°肿大，可见脓栓附着，四肢末端发凉。舌淡，苔黄稍腻，脉细数无力。给予四君子汤加附子、桂枝等调治后，患者诸症悉消。

（1）该患者的病证主要与哪些脏腑功能失调有关？

（2）从虚实病机的角度对该患者的病证特点进行分析并给出病机诊断。

（3）针对病机，分析在该患者的治疗中应采用哪些治则治法？

29. 案例分析

郑某，男，44 岁。10 月 18 日初诊。此时正值深秋，因看管自家果园而野外露宿，遂病寒热，求治某医，诊曰感冒，投以"速效伤风胶囊"。病延 6 日，恶寒虽罢，但入暮发热，神志昏糊，手足逆冷如冰，便闭尿短，诊其脉象沉浮难觅，触按腹部硬满灼手，舌红绛，苔黄燥，口内布满糜点。揆度证情，治以大承气汤 2 剂，药后便通热退，手足温暖，神识自明，脉数细，唯气短乏力，心烦不眠，口内皮碎疼痛，虑其余热未尽，投以竹叶石膏汤 3 剂善后。

（1）从阴阳失调的角度对该患者的病证特点进行分析并给出病机诊断。

（2）针对病机，分析在该患者的治疗中采用了哪些治则治法？

30. 案例分析

王某，女，24 岁。原发不孕 1 年 10 个月，经治初孕，大便虚恭，日解 3～4 次，量少不顺，形同羊屎。舌淡红，苔薄白，脉细。平素体虚，易头晕疲乏，少气懒言，纳少口干，食后易腹胀。给予补中益气汤加味治疗后患者病情好转。

（1）该患者的病证主要与哪些脏腑功能失调有关？

（2）从虚实的角度对该患者的病证特点进行分析并给出病机诊断。

（3）针对病机，分析在该患者的治疗中采用了哪些治则治法？